CONSULTÓRIO NA RUA
ESTRATÉGIA DE CUIDADO EM SAÚDE

Catalogação na Fonte
Elaborado por: Josefina A. S. Guedes
Bibliotecária CRB 9/870

Vargas, Amanda
P436c Consultório na rua : estratégia de cuidado em saúde / Amanda Vargas.
2023 1. ed. - Curitiba : Appris, 2023.
178 p. ; 23 cm. - (Multidisciplinaridade em saúde e humanidades).

Inclui referências.
ISBN 978-65-250-4743-0

1. Serviços de saúde - Pessoas desabrigadas. 2. Pessoal de saúde - Educação. 3. Sistema Único de Saúde. 4. Saúde pública. I. Título. II. Série.

CDD - 362.1

Livro de acordo com a normalização técnica da ABNT

Appris editora

Editora e Livraria Appris Ltda.
Av. Manoel Ribas, 2265 - Mercês
Curitiba/PR - CEP: 80810-002
Tel. (41) 3156 - 4731
www.editoraappris.com.br

Printed in Brazil
Impresso no Brasil

Amanda Vargas

CONSULTÓRIO NA RUA

ESTRATÉGIA DE CUIDADO EM SAÚDE

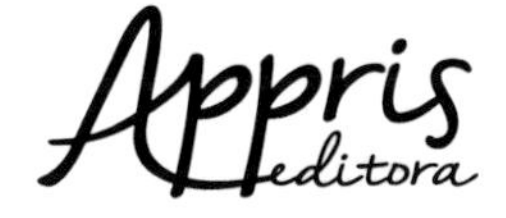

A Jesus, pois o seu amor cuidadoso foi percebido em cada passo de minha caminhada.
Minha vida é amorosamente conduzida por Ele e para Ele.

Ao meu filho, Pedro, que abastece a minha vida de amor todos os dias e foi um grande incentivador desta obra.

Dedico este livro àqueles que são a base da minha vida, meu suporte durante todos os árduos processos: meus pais.

O meu mandamento é este: Amem-se uns aos outros como eu os amei.

(João 15:12)

PREFÁCIO

Aceitei realizar este prefácio ciente da responsabilidade que é apresentar um trabalho sobre um tema tão pungente, necessário e desafiante como o de Amanda Vargas.

Os desafios começam na conceituação do universo a que se destina a sua análise: como descrever as pessoas que mendigam nas ruas, que reviram as lixeiras em busca de alimento, que dormem na rua? Essas pessoas tornaram-se a expressão máxima de pobreza. Frequentemente são conhecidas por moradores de rua, mendigos, vagabundos. No entanto, essas definições não dão conta da diversidade de situações que elas vivenciam A mendicância nem sempre está associada à falta de moradia. Por outro lado, morador de rua, designado sobretudo para a pessoa que dorme na rua, não dá conta das pessoas que pernoitam nos abrigos ou nas estruturas públicas. Tampouco viver na rua implica não trabalho ou "vagabundagem", pois muitas vezes pessoas e até mesmo famílias realizam atividades informais, mesmo que precárias, para o seu sustento (PESSANHA NEVES, 2004). Dessa maneira, as políticas sociais voltadas para essa população e os movimentos sociais adotaram o termo população em situação de rua, como um termo mais abrangente que dá conta dos desafios que enfrentam essas populações:

> Considera-se população em situação de rua o grupo populacional heterogêneo que possui em comum [...] a inexistência de moradia convencional regular, e que utiliza os logradouros públicos e as áreas degradadas como espaço de moradia [...], bem como as unidades de acolhimento para pernoite temporário ou como moradia provisória. (MINISTÉRIO DOS DIREITOS HUMANOS E DA CIDADANIA, 2021).

Por outro lado, o crescimento das pessoas em situação de rua no Brasil torna o seu estudo igualmente necessário. Um estudo recente do IPEA alerta para o aumento desproporcional dessa população em relação à população em geral. Ele destaca que no período de dez anos, de 2012 a 2022, o crescimento desse segmento vulnerável foi de 211%, enquanto que o IBGE aponta o aumento populacional brasileiro de 11% entre 2011 e 2021. Ou seja, a população em situação de rua no Brasil cresceu 38% entre 2019 e 2022, quando atingiu 281.472 pessoas (IPEA, 2023). Esse número elevado revela também o impacto da pandemia da Covid-19 nesse período.

O fato de essa população enfrentar problemas de sobrevivência a torna um alvo das políticas e programas voltados para os direitos humanos. Nesse âmbito, inclui-se o acesso aos serviços de saúde para uma população desprovida de elementos básicos de subsistência, com uma relação particular com os aparatos urbanos e uma lógica própria de sobrevivência. Assim, como articular os direitos reconhecidos em uma sociedade democrática com os constrangimentos institucionais que privam certos indivíduos de qualquer possibilidade de serem tratados? Para essa população, enfrentar as burocracias relacionadas com a assistência, a lentidão dos procedimentos aliados aos constrangimentos, a estigmatização sofrida, a perda da iniciativa de buscar atendimento e também o desconhecimento dos locais de atendimento são os principais motivos de não acesso e até mesmo renúncia aos cuidados.

Apesar de avanços que a Constituição de 1988 aportou com o Sistema Único de Saúde, a assistência a essa população, particularmente precarizada tanto do ponto de vista material como social, requer um cuidado singularizado. O Programa de Saúde da Família criado em 1994 hoje conhecido como Estratégia da Saúde da Família, de fundamental importância para o acompanhamento de saúde fora do ambiente hospitalar, também não consegue dar conta dessa população tendo em vista as suas principais prerrogativas de atenção focadas na família e no território.

De forma a proporcionar uma assistência com mais equidade para essa população, foi criado pela Política Nacional de Atenção Básica em 2012 o Consultório na Rua (CnaR). Trata-se de uma proposta que considera as particularidades e as vulnerabilidades específicas desse grupo contando com equipes multiprofissionais com enfermeiro, psicólogo, assistente social ou terapeuta ocupacional, agente social, técnico ou auxiliar de enfermagem, técnico em saúde bucal, cirurgião-dentista, profissional/professor de educação física ou profissional com formação em arte e educação (MINISTÉRIO DA SAÚDE, 2012). Mas quais são as especificidades e as competências requeridas por esses profissionais? É fato que certas habilidades relacionais são importantes para eles atuarem junto a essa população, mas saberes e competências técnicas também são requeridos. E como dar conta desses saberes dentro da perspectiva dos princípios de universalidade, equidade e integralidade que fazem parte do SUS? É esse o trabalho profundo e detalhado que realizou Amanda Vargas e que leremos aqui. Fruto de sua tese de doutorado, orientada com muita honra por mim, Amanda demonstrou sua sensibilidade e aptidão para realizar um estudo profícuo da formação desses profissionais. A partir de uma análise documental do material didático do curso de Atenção Integral à Saúde de Pessoas em Situação de Rua, com ênfase nas Equipes de Consultório na Rua, ela nos faz conhecer todo o percurso formativo desses profissionais. Pela perspectiva da Humanização em Saúde, Amanda aborda todos os melindres do Cuidado, que além das questões relacionais envolvem as questões técnicas. A leitura nos mostra como é enfatizada uma escuta qualificada capaz de produzir acolhimento e resposta às demandas específicas dessa população. Trata-se de um Cuidado singular com ações que fogem dos protocolos habituais e que ultrapassam os muros das Unidades Básicas de Saúde para seguir as pessoas em seus itinerários urbanos. Os profissionais dessa forma são cotidianamente desafiados a repensar e reconstruir cotidianamente suas formas de atuação.

Amanda nos faz conhecer igualmente todo o contexto da Educação a Distância proporcionada a esses profissionais situando esse modelo de formação que vem crescendo no país, sobretudo após o contexto pandêmico.

Tudo isso é contextualizado por Amanda, em uma perspectiva histórica e social, as questões que produziram o conceito de "população em situação de rua" e a relativização dos aspectos que envolvem a pobreza. Igualmente, Amanda nos detalha com precisão histórica o percurso das políticas voltadas para essa população. Todo esse conteúdo, analisado e apresentado com afinco e esmero, faz desse livro uma referência para estudantes, professores, pesquisadores e profissionais de saúde que desejam conhecer e dedicar-se ao tema. Assim, é com muita honra que apresento este livro. Boa leitura.

Jaqueline Ferreira

Médica e antropóloga, professora associada do Instituto de Estudos em Saúde Coletiva da Universidade Federal do Rio de Janeiro. Suas pesquisas concentram-se na sobre temas da Antropologia da Biomedicina e representações sociais sobre corpo, saúde e doença.

LISTA DE ABREVIATURAS E SIGLAS

CAPS	Centro de Atenção Psicossocial
CAPS-AD	Centro de Atenção Psicossocial — Álcool e Drogas
CENTRO POP	Centro de Referência Especializado para População em Situação de Rua CEO - Centro de Especialidades Odontológicas
CIAMRUA	Comitê Intersetorial de Acompanhamento e Monitoramento da Política Nacional para População em Situação de Rua
CIT	Comissão Intergestores Tripartite
CnaR	Consultório na Rua
CNAS	Conselho Nacional de Assistência Social
CNES	Cadastro Nacional de Estabelecimentos de Saúde
CPF	Cadastro de Pessoa Física
CRAS	Centro de Referência em Assistência Social
DICA	Divisão de Informação, Controle e Avaliação
EaD	Educação a Distância
ENSP	Escola Nacional de Saúde Pública Sérgio Arouca
ECR	Equipes de Consultório na Rua
ESF	Estratégia de Saúde da Família
FIOCRUZ	Fundação Oswaldo Cruz
IPEC	Instituto de Pesquisa Clínica Evandro Chagas
LOAS	Lei Orgânica de Assistência Social
MDS	Ministério de Desenvolvimento Social e Combate à Fome
MNPR	Movimento Nacional de População da Rua
NASF	Núcleo de Apoio à Saúde da Família
PNAB	Política Nacional de Atenção Básica
PNAS	Política Nacional de Assistência Social
PNPSR	Política Nacional para População em Situação de Rua

POP RUA	População de Rua
PSE	Proteção Social Especial
PSR	População em Situação de Rua
PTS	Projeto Terapêutico Singular
SNAS	Secretaria Nacional de Assistência Social
SUAS	Sistema Único de Assistência Social
SUS	Sistema Único de Saúde
UBS	Unidade Básica de Saúde
UFRJ	Universidade Federal do Rio de Janeiro

SUMÁRIO

INTRODUÇÃO

Este livro tem por objetivo analisar as competências preconizadas para o atendimento à População em Situação de Rua (PSR) no material didático de qualificação profissional das equipes de Consultório na Rua. Para tanto, os objetivos específicos são: avaliar quais as dimensões do cuidado são preconizadas para a assistência da PSR a partir do material do curso de Atenção Integral à Saúde de Pessoas em Situação de Rua, com ênfase nas equipes de Consultório na Rua, e compreender as dimensões do cuidado a partir da sua relação com território, processos de trabalho e organização do cuidado.

O fenômeno da população em situação de rua, durante muito tempo, manteve-se dentro da obscuridade da sociedade. Contudo, após muitas lutas por espaço e reconhecimento como sujeitos de direitos, essas pessoas vêm ganhando notoriedade por parte das políticas públicas e serviços específicos que saibam lidar com as suas particularidades. A garantia de políticas públicas específicas para esse segmento populacional veio por meio da luta do Movimento Nacional de População de Rua (MNPR), materializando-se na Política Nacional de População em Situação de Rua (PNPSR), a partir do decreto 7.053, de 2009.

Embora uma nova forma de se pensar sobre o cuidado oferecido à população em situação de rua e avanços tenham sido produzidos a partir da implantação da PNPSR, muitos desafios permanecem presentes, criando entraves que dificultam a melhoria no acesso da população em situação de rua aos serviços em saúde.

Critérios estabelecidos pelas Unidades de Saúde muitas vezes impossibilitam o atendimento como, por exemplo, comprovante de residência, exigência de documentação, horários específicos para consultas, usuário fora da área de abrangência, entre outros. Essas dificuldades caracterizam a fragilidade nas políticas de inclusão dessa população nos serviços públicos de saúde (LOUZADA, 2015).

Pessoas em situação de rua é um termo que abrange vários modos de viver na cidade, assim como vários tipos de relações com a rua: pessoas que moram na rua em tempo integral, egressos do sistema penitenciário, pessoas com endereço fixo que passam a maior parte do tempo nos logradouros públicos, desempregados, pessoas que transitam de uma cidade para outra, entre outras situações. Essa multiplicidade de casos impõe enormes desafios aos profissionais de saúde, que precisam construir uma proposta terapêutica que envolva a multiplicidade de singularidades dos casos para cada sujeito, a cada momento (SAMPAIO, 2014). Segundo Louzada (2015):

> É comum observar nos profissionais de saúde a sensação de frustração ou incapacidade diante do usuário morador de rua, como se não fosse possível estabelecer ali alguma ação que tivesse efeito terapêutico, principalmente em função das condições de vida que ele se encontra, que na maioria das vezes são de alta vulnerabilidade social. (LOUZADA, 2015, p. 24).

A partir de 2011, a portaria n.º 122 implanta as equipes de Consultórios na Rua, que passaram a ser adotadas pelo Ministério da Saúde na Atenção Básica. Esse dispositivo aparece como uma possibilidade de novas portas e novas práticas no que tange à atenção a essa população. A equipe de Consultório na Rua faz busca ativa de pessoas no território, estabelece vínculo, encaminha, quando necessário, para outros serviços e se responsabiliza pelo cuidado (TEIXEIRA *et al.*, 2015).

Na última década, surgiu um aumento significativo de pesquisas no campo da saúde coletiva em relação à violação de direitos e exclusão social da população que vive nas ruas (MINAYO, 2011).

Torna-se, então, imprescindível para o campo da Saúde Coletiva identificar estratégias de articulação, potencialidades, habilidades e desafios das equipes de Consultório na Rua para lidar com situações complexas na oferta de cuidado para essa população.

O interesse em pesquisar sobre a temática da População em Situação de Rua (PSR)[1] surgiu a partir das inquietações com as precárias condições de vida dessas pessoas, e com as propostas de atendimentos em saúde oferecidas a essa população. Minha experiência com pessoas em situação de rua teve início em 2007, quando participei de uma Capacitação Profissional em Doenças Infecciosas e Parasitárias em Otorrinolaringologia no Ambulatório de Leishmaniose do Instituto de Pesquisa Clínica Evandro Chagas (IPEC/FIOCRUZ). Naquele período, eu atendia pacientes com diagnóstico de Leishmaniose, Tuberculose e Paracoccidioidomicose desse ambulatório, com doenças consideradas endêmicas. A prática clínica constituiu a porta

[1] A partir deste momento, a sigla PSR será utilizada em referência à População em Situação de Rua. Entende-se por PSR aquele morador que não possui um teto ou um local fixo para dormir e que está nas ruas circunstancialmente, temporariamente ou permanentemente (BURSTZYN, 2000).

de entrada para o Mestrado em Doenças Infecciosas e Parasitárias na UFRJ, na Linha de Pesquisa de Doenças Negligenciadas, entre 2010 a 2012.

À época, eu atuava como Fonoaudióloga em uma Policlínica Municipal, atendendo crianças e adolescentes vítimas de violência que eram encaminhadas ao Serviço de Fonoaudiologia pelo Conselho Tutelar. Atendia, também, em uma Escola Municipal de Educação Especial, crianças e adultos portadores de necessidades especiais, além de moradores de abrigos públicos. Assim, minha trajetória profissional se centra na atenção a pessoas categorizadas como vulneráveis socialmente.

A interface entre saúde e educação sempre esteve presente em minha atuação profissional. O interesse pela reflexão sobre práticas educativas em saúde integrava meu cotidiano.

Em 2014, fui selecionada para atuar como tutora do curso de Atenção Integral à Saúde de Pessoas em Situação de Rua, com ênfase nas Equipes de Consultório na Rua e do curso de Fortalecimento de Atenção e Prevenção à Violência no Território, ambos pela EaD/ENSP/FIOCRUZ. Essa experiência com a Educação a Distância constituiu uma oportunidade de discussão em torno da saúde da PSR e, principalmente, sobre as práticas de cuidado à população em situação de rua, oferecidas pelas equipes de Consultório na Rua.

Ao ingressar no doutorado, meu interesse foi aprofundar questões relativas à oferta do cuidado a essa população. Minha trajetória foi pautada na necessidade de mediar o foco entre a profissional e a pesquisadora, o que refletiu sobre minhas experiências durante todo o percurso. Após muitas investidas e inquietudes, o foco do estudo fixou-se no material didático do curso de Atenção Integral à Saúde de Pessoas em Situação de Rua, com ênfase nas equipes de Consultório na Rua.

Assim, a questão norteadora deste estudo é analisar, à luz das Ciências Sociais e Humanas, como se dá a formação das equipes de Consultório na Rua a partir do curso oferecido pelo Ministério da Saúde em parceria com a Fiocruz. E quais os temas privilegiados no material didático que são relevantes para a efetividade no cuidado e no direito à saúde para essa população.

O primeiro capítulo deste livro, "Algumas questões históricas acerca da população em situação de rua", trata das diferentes categorias para a expressão população em situação de rua e os principais motivos pelos quais as pessoas passam a viver nas ruas.

O segundo capítulo, "Contextualização da criação dos Consultórios na Rua: dilemas e desafios para sua implementação de acordo com os princípios do SUS", desenvolve uma análise sobre a função de ordenamento da rede de Atenção Básica, que insere o atendimento das pessoas em situação de rua em distintos espaços do Sistema Único de Saúde e de outras políticas públicas.

Em seguida, o terceito capítulo, "Cuidado e Competência: conceitos norteadores", apresenta os conceitos de competência e cuidado por meio da aprendizagem significativa e, a partir dessa aprendizagem, a transformação das práticas.

O quarto capítulo, "Notas de um percurso", apresenta o caminho metodológico da pesquisa de cunho qualitativo, que utilizou dois métodos para coleta de dados: o primeiro, a formação de profissionais das equipes de Consultório na Rua; e, o segundo, a observação de eventos públicos sobre população em situação de rua.

O quinto capítulo, "O curso de formação para equipes de Consultório na Rua: trajetória e estratégias de ensino", desenhou-se como uma pesquisa qualitativa que buscou compreender como se organizou o processo de formação de profissionais de saúde a partir da experiência da pesquisadora nas atividades desenvolvidas pelo curso.

O sexto capítulo, intitulado "Material didático: reflexões sobre aprendizagem significativa no trabalho", contextualiza o conceito de competência no campo da formação profissional das equipes de Consultório na Rua a partir dos escritos do sociólogo suíço Philippe Perrenoud.

O sétimo e último capítulo, "O cuidado muito além do tratamento: um caminho possível?", busca analisar as dificuldades e os desafios para a promoção do cuidado equitativo e humanizado em saúde, uma vez que os profissionais de saúde enfrentam tais dilemas na execução cotidiana dessa estratégia de atenção básica.

Por fim, seguem as considerações finais desta obra.

Diante do exposto, convido o leitor a percorrer comigo a trajetória desta minha caminhada.

1

ALGUMAS QUESTÕES HISTÓRICAS ACERCA DA POPULAÇÃO EM SITUAÇÃO DE RUA

1.1 CARACTERIZAÇÃO DA POPULAÇÃO EM SITUAÇÃO DE RUA

A Política Nacional para População em Situação de Rua (PNPSR) conceitua população em situação de rua como

> [...] grupo populacional heterogêneo, constituído por pessoas que possuem em comum a garantia de sobrevivência por meio de atividades produtivas, desenvolvidas nas ruas, com vínculos familiares rompidos, ou fragilizados, e a não referência de moradia regular (BRASIL, 2009, p. 13).

No Brasil existem diferentes categorias para a expressão população em situação de rua. A expressão maloqueiro refere-se a quem mora em malocas; ou mocó, lugar de permanência de grupos pequenos durante o dia, ou à noite, em colchões velhos. Quem frequenta albergues é conhecido como albergado ou usuário de albergue. O termo trecheio é usado para trabalhadores que transitam entre cidades à procura de trabalho, distinguindo-se de pardais, que são moradores de rua que não trabalham e se fixam na rua. Os termos pedinte e mendigo correspondem às características mais gerais dessa população, porém são termos quase em desuso na contemporaneidade. Nos Estados Unidos, é usado o temo sem-teto (*homeless*), enquanto na França a expressão utilizada é sem domicílio fixo (*sans domicilie fixe*) (ADORNO; VARANDA, 2004).

Algumas pessoas vão para a rua após episódios associados a problemas mentais, uso de drogas ilícitas, ou por vontade própria. Apesar da multiplicidade de motivos que conduzem as pessoas para as ruas, elas compartilham de características semelhantes. Todas são muito pobres e se igualam, diante do olhar de desamparo e exclusão da sociedade. O povo da rua pode ser classificado de três maneiras: "ficar na rua" circunstancialmente, que tipifica transitoriedade, quando a pessoa ainda possui vínculos familiares e um projeto de vida; "estar na rua" recentemente, que caracteriza o estabelecimento de novos vínculos na rua e redução do contato com a família; e "ser da rua", que denota uma identificação com a rua, que se torna lugar de referência e espaço de relações. O tempo de convivência na rua pode determinar ou não a saída dessa situação. Esse fator deve ser considerado no momento do cuidado (ROSA, 2005).

Entre 2007 e 2008, foi produzido um panorama do contexto nacional dessa população, pelo Ministério do Desenvolvimento Social. A pesquisa colocou em evidência o tema, tanto para o governo brasileiro como para a sociedade. Suas informações foram utilizadas na elaboração e implantação de políticas públicas. A Pesquisa Nacional sobre a População em Situação de Rua (BRASIL, 2008), realizada em 23 capitais e 48 municípios, com pessoas com mais de 18 anos vivendo em situação de rua, apontou importantes dados. Foram identificadas 31.922 pessoas em situação de rua nas cidades, vivendo em calçadas, praças, rodovias, parques, viadutos, postos de gasolina, praias, barcos, túneis, depósitos, prédios abandonados, becos, lixões, ferros-velho ou pernoitando em instituições. Essa população era predominantemente masculina, 82%, com grau de escolaridade variado: 17,1% não sabiam escrever e 8,3% apenas assinavam o próprio nome.

Os principais motivos pelos quais as pessoas passaram a viver e morar na rua consistem em problemas de alcoolismo e/ou drogas; desemprego e desavenças com pai/mãe/irmãos. Cerca de 51,9% possuíam um parente na cidade em que estavam, 39,2% consideravam o relacionamento com esses parentes bom ou muito bom, enquanto 29,3% avaliavam a relação como ruim ou péssima.

Quando indagadas acerca do que é saúde, 62% afirmaram não ter problema de saúde. Entre os que declararam ter problemas de saúde, os mais citados foram: hipertensão (10,1%), problema psiquiátrico/mental (6,1%), HIV/Aids (5,1%) e problemas de visão/cegueira (4,6%). A pesquisa evidencia que uma parcela significativa das pessoas em situação de rua não se considera participante de programas sociais governamentais. Esse dado é indicativo de que esses programas nem sempre acessam essas pessoas ou, talvez, que elas não possuam conhecimento das ações dos programas, em relação às suas vidas.

Mais da metade (53%) dos adultos em situação de rua entrevistados possuía entre 25 e 44 anos; e 39,1% se declararam pardos. A PSR era formada, majoritariamente, por trabalhadores: 70,9% exerciam alguma atividade remunerada. Dentre as atividades, destacam-se: catador de materiais recicláveis (27,5%), flanelinha (14,1%), construção civil (6,3%), limpeza (4,2%) e carregador/estivador (3,1%). A maioria (52,6%) recebe entre R$ 20,00 e R$ 80,00 semanais. Dezenove por cento dos entrevistados não conseguem se alimentar pelo menos uma vez ao dia (BRASIL, 2008). Esses dados são fundamentais para desmistificar a percepção de que a população em situação de rua é composta, excepcionalmente, por "mendigos" e "pedintes" (PAIVA, 2016).

Com o objetivo de mapear, quantificar e apreender as necessidades das pessoas em situação de rua, a Secretaria de Desenvolvimento Social do Rio de Janeiro realizou o Censo da População de Rua 2013. A partir das informações tabuladas pelo Instituto de Estudos do Trabalho e Sociedade, foi possível constatar que 5.580 pessoas vivem em situação de rua no município do Rio de Janeiro. Desse total, 81,8% são homens e 69,6% têm idade entre 25 e 59 anos. O centro da cidade é a região que mais concentra essas pessoas, com 33,8%.

Um dado que chamou a atenção foi o grande número de pessoas de outros municípios ou estados: 35,58% dos entrevistados relataram que não são do Rio de Janeiro. Em relação ao grau de escolaridade, 75,11% possuem ensino fundamental, 13,85% têm ensino médio e 2,21% passaram por uma universidade. O levantamento mostrou também que 64,8% dos entrevistados estão há mais de um ano nas ruas da cidade do Rio de Janeiro (CENSO DA SMDS, RIO DE JANEIRO, 2013).

O relatório de 2013, do Sistema de Apoio à Pesquisa Estatística, oferece informações advindas dos dados de equipes de Consultório na Rua cadastrados pelo Cadastro Nacional de Estabelecimentos de Saúde. Os dados são cumulativos, do período de setembro de 2012 a dezembro de 2013, e são provenientes de 77 equipes cadastradas, que atendem 107.847 usuários cadastrados. São realizados 294.820 atendimentos (19.654/mês) e cada equipe atende, em média, 238 usuários por mês. Raça/cor dos usuários cadastrados (até outubro de 2013): a maioria das pessoas em situação de rua atendidas até outubro de 2013 declarou ser negra e parda. Gênero dos usuários cadastrados: masculino 71% e feminino 29%.

O percentual dos atendidos nos diferentes serviços, a partir do encaminhamento das equipes de Consultório na/de Rua, em dezembro de 2013: Unidade Básica de Saúde 27,9%, Centro de Atendimento Psicossocial em Álcool e Drogas 18,6%, Serviço de urgência e emergência 12,7%, Centro de Referência Especializado para População em Situação de Rua 9,9%, ambiente especializado 9,4%, Centro Especializado de Referência em Assistência Social 8,8%, Hospital 4,2%, Centro de Atendimento Psicossocial 3,4%, Centro de Referência de Assistência Social 2,2%, Núcleo de Apoio à Saúde da Família

1,7%, Centro de Especialidades Odontológicas 0,8%, Comunidades Terapêuticas 0,3% (SIAPES, 2013).

Segundo o Manual de cuidados à saúde junto à população em situação de rua (2012), a vida na rua pode ser considerada como causa ou consequência de problemas de saúde. Há quem vá viver na rua e, por isso, adoeça e há quem adoeça e, por isso, vá viver na rua. Um morador pobre e doente de área rural pode recorrer a um grande centro urbano porque somente ali há equipamentos de saúde dos quais necessita. Sem recursos para custear um alojamento, ele passa a dormir nas ruas. "Problema de saúde" foi a causa de ida para as ruas relatada por 7% dos entrevistados pela Pesquisa Nacional sobre População em Situação de Rua, desenvolvida pelo Ministério do Desenvolvimento Social e Combate à Fome (2008).

Por outro lado, ainda segundo o Manual (2012), a vida na rua pode precipitar problemas de saúde secundários ao aumento da exposição a riscos de doença, como vulnerabilidade às violências, ingestão de alimentos e água contaminados, variações climáticas extremas, privação de sono, privação de relacionamentos afetivos e sociais, cobertura limitada pelas equipes de Saúde da Família, falta de tempo para buscar atendimento para o cuidado da saúde, vergonha de buscar atendimento na Unidade Básica de Saúde por conta de sua condição de higiene ou vestimentas malcuidadas, dificuldade recorrente de acesso ao sistema de saúde, de buscar ajuda e a luta diária pela sobrevivência, que fazem com que muitas pessoas em situação de rua, mesmo visivelmente adoecidas, neguem estar com qualquer problema de saúde. Além disso, manter rotina de tratamento ou visitas a unidades de saúde, para quem vive na rua, costuma ser um desafio. A lógica de sobrevivência de planejar um dia de cada vez não conduz a um retorno agendado à unidade de saúde (BRASIL, 2012).

1.2 POPULAÇÃO EM SITUAÇÃO DE RUA: UM CONCEITO CONSTRUÍDO HISTORICAMENTE

Os movimentos ocorridos internacionalmente e as políticas deles derivadas também influenciaram a política brasileira. Nesse contexto, a conceituação norte-americana, em parte, passou a ser adotada para as políticas brasileiras. Conforme Varanda e Adorno (2004), nos Estados Unidos, usa-se o termo *homeless*, mas nem sempre com um único significado, ou seja, refere-se àqueles que estão em habitações que não atendem às necessidades e padrões mínimos de habitabilidade, ou, como atribuído pelo *National*

Coalition for the Homeless (NCH, 2002), às pessoas que enfrentam alguma situação de desabrigo, incluindo pessoas que, mesmo tendo um local para morar, esporadicamente usam os albergues ou dormem nas ruas por falta de abrigamento público adequado e disponível. A conceituação de pessoas em situação de rua, no Brasil, é bem parecida.

Nesse contexto, vale ressaltar que Snow e Anderson (1998) atribuem ao desabrigo uma dimensão residencial, uma dimensão de apoio familiar e uma dimensão de valor moral e de dignidade baseada num papel desempenhado. Como primeira dimensão, entende-se a ausência de moradia convencional permanente. A segunda dimensão diz respeito aos laços familiares, às redes sociais, à ligação entre indivíduos e a sociedade e às várias configurações de atenuação dos laços familiares. "O terceiro traço distintivo do desabrigo é o grau de dignidade e de valor moral associado às diversas categorias de desabrigo. De um ponto de vista sociológico, ser morador de rua é, entre outras coisas, ser o detentor de um papel básico ou de um status modelar" (SNOW; ANDERSON, 1998, p. 26).

A diferenciação entre *homeless* e *roofless*, ou *houseless*, também aparece na distinção entre o segmento dos sem-teto e a população de rua nas cidades brasileiras. Os sem-teto têm suas conexões familiares e comunitárias de tal forma que possibilitaram o surgimento de um movimento social com conquistas políticas concretas de moradias populares, a partir da ocupação de vários prédios públicos no centro da cidade e a subsequente luta pela regulamentação. Esse movimento é frequentemente identificado como dos encortiçados, por ter se originado com a insatisfação de moradores de cortiços, com suas condições habitacionais e pela exploração dos proprietários dos imóveis.

A referência explícita à moradia na identificação de moradores de rua é feita de forma mais ampla, com o termo sem-teto (*homeless*), usado principalmente nos Estados Unidos, ou com o termo sem domicílio fixo (SDF), usado na França, o que vincula a noção de direito a uma residência permanente (MAGNI, 2002).

Ao pobre, e especificamente ao morador de rua, também recaem aspectos estigmatizantes, sejam corporais ou morais. Utilizando a perspectiva de Goffman (1988), as próprias políticas públicas em relação à PSR têm isso em conta. Por exemplo, as "exigências formais" dos documentos e endereço de um grupo que, majoritariamente, não dispõe desses recursos criam entraves burocráticos que se somam à falta de intersetorialidade entre essas políticas (CARVALHO, 2014; MACHADO, 2016).

A esses entraves "burocráticos" de acesso às políticas sociais pela população em situação de rua, somam-se: a falta de articulação entre as políticas sociais, as metodologias inadequadas dos programas, a falta de habilidade e capacitação dos servidores públicos para lidarem com esse grupo populacional, além do preconceito social que estigmatiza essas pessoas como "vagabundos, "desordeiros", "preguiçosos" e "bandidos", fazendo com que sejam consideradas não merecedoras do acesso aos direitos sociais (SILVA, 2009, p. 176).

No entanto, tais normas e valores, advindos das práticas de assistencialismo, não resolvem o problema da população em situação de rua, apenas reverberam crenças e valores sociais voltados para a estigmatização, sendo necessária uma política pública que possa garantir o acesso ao emprego, à moradia, à saúde e à educação para essa população, a fim de que essas medidas venham contribuir para a superação da condição de invisibilidade e vulnerabilidade em que se encontram, bem como reinscrever aqueles que vivem na rua e da rua em um modo simbólico de cidadão (MORAES, 2016).

A relação da população em situação de rua com as políticas sociais ofertadas no Brasil se caracteriza por uma cobertura insuficiente e que funciona como um segundo mecanismo de exclusão. Silva (2009) elucida que não há políticas federais que tratem as pessoas em situação de rua como grupo populacional. Por esse motivo, os limites quanto à abrangência e à cobertura de políticas sociais ofertadas a essas pessoas são bastante importantes, principalmente do ponto de vista de sua natureza, focalizada e seletiva, dos programas dirigidos ao acolhimento temporário em albergues ou moradias provisórias. Essa precária cultura advinda da política social acaba por fazer com que "o estigma social que atinge a população em situação de rua constitua outro ângulo de explicação para essa completa vulnerabilidade e falta de proteção social" (SILVA, 2009, p. 186).

2

CONTEXTUALIZAÇÃO DA CRIAÇÃO DOS CONSULTÓRIOS NA RUA: DILEMAS E DESAFIOS PARA SUA IMPLEMENTAÇÃO DE ACORDO COM OS PRINCÍPIOS DO SUS

O presente capítulo desenvolve uma análise sobre a função de ordenamento da rede de Atenção Básica, que insere o atendimento das pessoas em situação de rua em distintos espaços do Sistema Único de Saúde e de outras políticas públicas. Dessa forma, o ponto de partida é a reflexão de que a existência de um serviço específico para a população de rua vai ao encontro de dois princípios doutrinários do SUS: o princípio da universalidade do acesso, em que a saúde é um direito de todos; e o princípio da equidade, que garante a diminuição de desigualdades, tratando desigualmente os desiguais com vistas a promover investimentos onde há maior carência e/ou necessidade populacional. Nesse sentido, também são apresentados alguns elementos do contexto social e histórico, diante dos quais a emergência do programa foi favorecida.

A lei (n.º 8.080/1990) amplia as diretrizes da Constituição de 1988, dispondo sobre os princípios do SUS, entre eles a universalização da atenção, que garante direito de acesso de todo habitante do território nacional às ações e serviços prestados a quaisquer grupos populacionais; a equidade do atendimento, compreendida como um cuidado que leva em consideração as demandas e características singulares de cada sujeito e/ou grupos populacionais na qualidade e na quantidade de ações e serviços prestados, levando à prioridade na oferta de serviços aos segmentos populacionais menos favorecidos; e a integralidade das ações de saúde, que compreende o atendimento às necessidades de saúde por equipe multiprofissional em todos os níveis, considerando as várias dimensões do processo saúde-doença, prestação contínua e integrada de serviços de todos os níveis de atenção.

Esses princípios são fundamentais para a consolidação dos SUS e para as práticas de prevenção e promoção da saúde da população em situação de rua, segundo as suas especificidades.

No Brasil, estima-se que 50 mil pessoas e famílias vivem na rua e da rua[2]. Essas pessoas, quando organizadas, preferem a denominação "pessoas em situação de rua", evidenciando a transitoriedade do processo de exclusão. Segundo Rosa (2005), as políticas públicas nacionais para essa parcela da população são, em sua grande maioria, compensatórias e assistenciais, dificilmente direcionadas para um projeto de inclusão social. Além disso, esse tipo de política destina-se a assegurar as condições mínimas de subsistência àqueles que perdem a capacidade de gerar renda suficiente para seu sustento, tendo um caráter permanente e implicando garantias, por parte do Estado, de cuidar das diversas situações que produzem efeitos negativos à vida dos indivíduos (MARSIGLIA; SILVEIRA; CARNEIRO JÚNIOR, 2005).

Considerando que políticas de saúde pública são, em sua essência, políticas sociais (FLEURY, 2014), e que o Sistema Único de Saúde foi pensado como forma de reduzir as iniquidades como pobreza, fome, violência, desnutrição e deterioração do ambiente, uma análise das políticas orientadas para intervenções em saúde pública voltadas para as pessoas em situação de rua deve direcionar-se para a realidade sócio-política até então existente, considerando a realidade cultural e especificidades da estudada população.

2.1 CONTEXTUALIZAÇÃO DAS POLÍTICAS PÚBLICAS PARA ASSISTÊNCIA SOCIAL E SAÚDE DA POPULAÇÃO EM SITUAÇÃO DE RUA NO BRASIL: O PRINCÍPIO DE UMA INQUIETAÇÃO

A construção de propostas para o cuidado da população em situação de rua (PSR) no Brasil tem sua história relacionada aos movimentos sociais e filantrópicos. Foi somente nas décadas de 1970 e 1980 que a Pastoral do Povo da Rua, da Igreja Católica, iniciou um movimento de organização de pessoas em situação de rua, com destaque para os municípios de São Paulo e Belo Horizonte. Tais iniciativas religiosas foram responsáveis pela implantação de casas de assistência a pessoas em situação de rua, pela organização de movimentos de representação popular, sobretudo para catadores de material reciclável, além da realização de eventos e comemorações de mobilização social de cunho local (BASTOS, 2003).

As instituições de apoio à população em situação de rua uniram-se para a afirmação do acesso dessa população aos direitos humanos, à vida e à dignidade. Ou seja, essas instituições buscaram superar o caráter assistencia-

[2] Esse quantitativo é uma estimativa, subestimada, feita pelo Ministério da Saúde a partir de levantamentos do Ministério do Desenvolvimento Social em 71 municípios brasileiros em 2008 e daqueles realizados separadamente pelos municípios de São Paulo, Recife, Porto Alegre e Belo Horizonte (BRASIL, 2014).

lista e repressor da ação junto a essa população, priorizando a organização e o protagonismo como recurso de resgaste de seus direitos e cidadania. A partir das Pastorais do Povo da Rua, essa população passou a ocupar espaços públicos para reivindicar melhores condições de vida (CARVALHO, 2014).

Em 1988, a promulgação da Constituição Cidadã implementou um marco no campo dos direitos de cidadania, tendo reconhecido como direitos sociais o acesso à educação, à saúde, à alimentação, ao trabalho, à moradia, à previdência social, segurança, lazer, além de proteção à maternidade e à infância, e assistência aos desamparados (BRASIL,1998). Assim, a partir do final da década de 1980 e, principalmente, durante a década de 1990, a pauta de política social para a população em situação de rua começa a ser incorporada na agenda de alguns governos municipais, e aparecem as primeiras iniciativas para a criação de políticas públicas de atenção e inclusão social de pessoas em situação de rua (FERRO, 2012).

É nesse contexto que as políticas sociais, cujo princípio é a universalização, como saúde e educação, propõem-se a deixar o focalismo de lado, uma vez que esse era um fator limitante para a atenção a populações específicas (CARVALHO, 2014). Entram em cena políticas que buscam deixar para trás o caráter compensatório e passam a procurar a promoção da equidade.

Em 1993, a Secretaria Municipal de Desenvolvimento Social de Belo Horizonte assumiu o compromisso político de implementar ações para essa população, por exemplo, o Programa de População em Situação de Rua, e pela iniciativa de montar um Fórum de População em Situação de Rua. Assim, em 1998, Belo Horizonte foi o município precursor na realização de um censo específico para essa população, na tentativa de reorientar a lógica dos serviços de saúde ofertados para esse grupo (REIS JÚNIOR, 2011).

Outro evento importante e relevante para a visibilidade dessa população foi o Fórum Nacional de Estudos sobre População de Rua, criado em 1993 pela Fraternidade das Oblatas de São Bento, que, a partir das experiências exitosas em Belo Horizonte e São Paulo com moradores de rua e catadores, reuniu técnicos e agentes envolvidos em projetos de apoio a esses grupos. A partir de cooperativas e associações em que se organizavam esses trabalhadores, surgem outros eventos como a "marcha a Brasília" e o Movimento Nacional dos Catadores de Materiais Recicláveis (MATOS, 2016; PEREIRA, 2011).

Em 2002, a Secretaria Municipal de Saúde de Belo Horizonte fundou a primeira equipe de Saúde da Família própria e exclusiva para o atendimento de abrangência fixa para essa população sem território, que passou a ser a equipe de referência para esse grupo. Assumiu também o compromisso de sensibilizar as demais equipes de Saúde da Família do Município, para os cuidados com essa população. A partir da iniciativa de Belo Horizonte, o município de São Paulo introduziu suas primeiras equipes de Saúde da Família para a População em Situação de Rua, por intermédio do Programa "A Gente na Rua". Em sequência, Rio de Janeiro, Porto Alegre e Curitiba implantaram suas primeiras equipes. Os primeiros censos municipais para estudo dessa população foram realizados pelos municípios de Belo Horizonte, São Paulo, Porto Alegre, Recife e Rio de Janeiro (REIS JÚNIOR, 2011).

No centro da cidade de São Paulo, entre os dias 19 e 22 de agosto de 2004, ocorreu um episódio violento contra um grupo de pessoas em situação de rua que dormia na Praça da Sé. Sete moradores de rua foram mortos e quinze ficaram gravemente feridos após a ação de agentes do Estado. Esse episódio fez com que as experiências existentes em Belo Horizonte, São Paulo e Porto Alegre fossem unidas, com o intuito de lutar contra a impunidade e contra a violência em todo o Brasil. Essa conformidade de elementos possibilitou que a questão se tornasse parte da agenda do governo federal (MATOS, 2016; MORAES, 2016; FERRO, 2012).

No mesmo ano de 2004, a Política Nacional de Assistência Social (PNAS) reconheceu a atenção à população em situação de rua no âmbito do Sistema Único de Assistência Social (SUAS). De acordo com a PNAS (2004, p. 37), "no caso da proteção social especial, à população em situação de rua serão priorizados os serviços que possibilitem a organização de um novo projeto de vida, visando criar condições para adquirirem referências na sociedade brasileira, enquanto sujeitos de direitos".

A partir desse e de outros acontecimentos, surgiu o Movimento Nacional de População da Rua (MNPR), em 2005. Um movimento social de abrangência nacional que se tornou protagonista no processo de participação dessa população na esfera federal. A articulação e a organização da sociedade civil em prol da população em situação de rua tem sido fundamental para pressionar o poder público na conquista de leis e políticas para que essa população seja tratada dignamente pelo Estado brasileiro (FERRO, 2012).

Dessa forma, em 2005, o Ministério de Desenvolvimento Social e Combate à Fome (MDS), por meio da Secretaria Nacional de Assistência Social (SNAS), organizou e realizou, em Brasília, nos dias 1º e 2 de setembro, o I Encontro Nacional sobre População em Situação de Rua. O objetivo do encontro foi discutir os desafios e as estratégias para a construção das políticas públicas para a população em situação de rua, e contou com a participação de representantes de municípios, entidades não governamentais e representativas da população em situação de rua, especialistas no tema e representantes das Secretarias do MDS (BRASIL, 2006). Um projeto em que, pela primeira vez, a inclusão dos "invisíveis" torna-se importante (FERRO, 2012). Nesse mesmo ano, a Lei n.º 11.258, de 2005, incluiu, no parágrafo único do artigo 23 da Lei Orgânica de Assistência Social (LOAS), a prerrogativa de que, na organização dos serviços da Assistência Social, deverão ser criados programas destinados às pessoas em situação de rua.

Em 2006, a Presidência da República criou um Grupo de Trabalho Interministerial com o objetivo de elaborar estudos e políticas públicas para essa população, expandindo o debate para as áreas de educação, saúde, direitos humanos, cultura e habitação. Tal Grupo de Trabalho foi liderado pelo MDS e composto pelos ministérios da Cultura, das Cidades, da Educação, da Saúde, da Justiça, do Trabalho e Emprego, além da Secretaria Especial de Direitos Humanos e Defensoria Pública da União, a Pastoral do Povo da Rua, o MNPR e o Colegiado Nacional dos Gestores Municipais da Assistência Social (MATOS, 2016; MORAES, 2016). Ainda em 2006, a portaria MDS n.º 381, de 12 de dezembro de 2006, assegurou recursos do cofinanciamento federal para municípios com mais de 300.000 habitantes com população em situação de rua, visando ao apoio à oferta de serviços de acolhimento destinados a esse público.

Um grande avanço para a construção de políticas públicas para essa referida população foi a realização da Pesquisa Nacional sobre População em Situação de Rua, em 2008 (BRASIL, 2008). A partir dessa pesquisa, gestores públicos tiveram conhecimento de informações em nível nacional sobre essa população, tendo em vista que o Instituto Brasileiro de Geografia e Estatística (IBGE) só realiza coleta de dados com base no domicílio, ou seja, a população em situação de rua não era incluída em censos oficiais (FERRO, 2012).

Ainda em 2008, uma nova conquista foi a aprovação da Política Nacional para Inclusão de Populações em Situação de Rua, que, vinculada à Secretaria Nacional de Direitos Humanos, prevê a participação de múltiplas áreas, partindo do princípio que, para o enfrentamento dos processos de rualização, são fundamentais ações integradas de assistência, cultura, saúde, entre outros (PRATES *et al.*, 2013).

As visões estigmatizantes da sociedade civil, e também do Estado sobre a população em situação de rua, costumam restringir-se às pulsões assistencialistas, paternalistas, autoritárias e de "higienização social". Essas perspectivas não poderiam dar conta do complexo processo de reinserção dessas pessoas nas lógicas da família, do trabalho, da moradia, da saúde e das tantas outras esferas de que estão apartadas (BRASIL, 2008).

Em 2009, aconteceu mais um progresso: a Tipificação Nacional de Serviços Socioassistenciais, por meio da resolução do Conselho Nacional de Assistência Social (CNAS) n.º 109, de 11 de novembro de 2009. Esse documento visa, por exemplo, aos serviços destinados ao atendimento à população em situação de rua na Proteção Social Especial (PSE): Serviço Especializado em Abordagem Social; Serviço Especializado para Pessoas em Situação de Rua; Serviço de Acolhimento Institucional (que inclui adultos e famílias em situação de rua); e Serviço de Acolhimento em República (que inclui adultos em processo de saída das ruas).

Outro marco político de extrema importância foi a instituição da Política Nacional para População em Situação de Rua (PNPSR), por meio do decreto presidencial n.° 7.053/2009. O MNPR foi fundamental para a elaboração e construção da Política Nacional para População em Situação de Rua, com a sociedade civil e representantes governamentais (FERRO, 2012; MORAES, 2016). Esse decreto determina serviços especializados para a PSR e suas associações com a rede de saúde e assistência. Uma das suas funções é garantir cuidado, atendimento e ações que assegurem a construção de um projeto de vida, na concepção do fortalecimento de vínculos interpessoais e familiares, quando desejado. Esse decreto também analisa as demandas dessa população para produzir condições de cuidados, envolvendo vários serviços para a construção da rede de proteção social, autonomia e inserção social (SAMPAIO, 2014).

O decreto prevê como princípios: respeito à dignidade da pessoa humana, direito à convivência familiar e comunitária, valorização e respeito à vida e à cidadania, atendimento humanizado e universalizado, respeito às condições sociais e diferenças de origem, raça, idade, nacionalidade, gênero, orientação sexual e religiosa, com atenção especial às pessoas com deficiência (BRASIL, 2009). A construção dessa política superou a concepção assistencialista e oferece "caridade aos mais necessitados". Como política pública, passa a ser direito do cidadão e dever do Estado (FERRO, 2012).

O decreto n.° 7.053/2009 trouxe dois avanços importantes: o primeiro foi a instituição do Comitê Intersetorial de Acompanhamento e Monitoramento da Política Nacional para População em Situação de Rua (CIAMRua). Esse comitê é composto por representantes do Governo Federal, organizações sociais, associações e movimentos de população de rua. Dessa forma, o governo e a sociedade civil garantem a continuidade do processo de construção de políticas nacionais destinadas a essa população (FERRO, 2012). O segundo avanço foi a criação do Centro de Referência Especializado para População em Situação de Rua (CENTRO POP). O Centro POP volta-se, especificamente, para o atendimento especializado à população em situação de rua e funciona como ponto de apoio para pessoas que moram nas ruas. Nesse sentido, promove espaços de guarda de pertences, de higiene pessoal, de alimentação e provisão de documentação.

Em 2010, a resolução da Comissão Intergestores Tripartite (CIT) n.º 7, de 7 de junho de 2010, pactuou critérios de partilha de recursos do cofinanciamento federal para a Expansão dos Serviços Socioassistenciais. Destinou, pela primeira vez, recursos do cofinanciamento federal para a oferta do Serviço Especializado para Pessoas em Situação de Rua, ofertado no Centro de Referência para População em Situação de Rua, em municípios com mais de 250.000 habitantes e Distrito Federal.

Em 2011, o Ministério do Desenvolvimento Social e Combate à Fome incluiu as pessoas em situação de rua no Cadastro Único para Programas Sociais do Governo Federal, expressando, assim, o compromisso do governo com a concretização da política para a população em situação de rua no Brasil e a erradicação da extrema pobreza (BRASIL, 2011).

Com a reformulação da Política Nacional de Atenção Básica (PNAB), foi instituído um modelo de cuidado específico para atendimento dessa população, conhecido como Consultório na Rua. Em determinadas situações, com o objetivo de ampliar o acesso desses usuários à rede de atenção e oferecer uma atenção integral à saúde, é possível o atendimento pelas equipes dos Consultórios na Rua. Trata-se de equipes da atenção básica compostas por profissionais de saúde, com a responsabilidade exclusiva de articular e prestar atenção integral à saúde dessa população específica. As equipes devem realizar suas atividades de forma itinerante, desenvolvendo ações na rua em instalações, em unidade móvel e, também, nas Unidades Básicas de Saúde do território em que atuam (BRASIL, 2011).

Segundo Reis Júnior (2011), de acordo com a PNAB, as equipes de Estratégias de Saúde da Família devem se encarregar do cuidado de todas as pessoas, em seu território de atuação. Entretanto, o comportamento migratório peculiar dessa população e a ausência de residência formal constituem particularidades nem sempre consideradas pelos princípios da atenção básica.

Em 2012, o Ministério da Saúde lançou o Manual sobre o cuidado à saúde junto à população em situação de rua, com o objetivo de ampliar o acesso e a qualidade na atenção integral à saúde dessa população, que prioriza a Atenção Básica para o fortalecimento do cuidado e a criação de vínculo na rede de atenção à saúde, tendo como porta de entrada prioritária, na Atenção Básica, as equipes do Consultório na Rua (BRASIL, 2012). Ainda em 2012, a portaria n.º 123/2012 define os critérios de cálculo do número máximo de equipes de Consultório na Rua (CnaR) por Município.

A invisibilidade da questão social aqui discutida muitas vezes gera a sensação de que não há nada para ser enxergado ou feito. Naturaliza-se o problema e abre-se mão de mudanças reais. No entanto, as vozes que um dia foram pronunciadas ao vento, ignoradas por tantos, passaram a clamar por outras coisas para além de um "trocado" ou de uma "ajuda", e, juntas, proclamam um grito de transformação (MORAES, 2016, p. 14).

A responsabilidade pela atenção à saúde da população de rua, como de qualquer cidadão, é de todo profissional do SUS, com destaque para a atenção básica. Tradicionalmente, pessoas em situação de rua não acessam o SUS nem qualquer política pública. "A especificidade da rua coloca, de início, dois desafios ao SUS: lidar com a complexidade das questões de saúde apresentadas pelos sujeitos e construir outras formas de organização das estratégias de território" (SAMPAIO, 2014, p. 51).

2.2 CONSULTÓRIO NA RUA A PARTIR DE MARCOS CONCEITUAIS: ATENÇÃO BÁSICA À SAÚDE E ESTRATÉGIA DE SAÚDE DA FAMÍLIA

Na Conferência Internacional de Cuidados Primários em Saúde, na cidade de Alma- Ata, em 1978, a atenção primária foi definida como a atenção à saúde essencial, fundada em tecnologias apropriadas e custo-efetivas, parte de um processo de assistência sanitária capaz de garantir acesso a todas as pessoas e famílias da comunidade (GIOVANELLA; MENDONÇA, 2008).

Essa Conferência Internacional sobre Cuidados Primários de Saúde teve expressivo impacto a respeito da atenção primária e definiu cuidados primários em saúde como:

> Os cuidados primários de saúde são cuidados essenciais de saúde baseados em métodos e tecnologias práticas, cientificamente bem fundamentadas e socialmente aceitáveis, colocadas ao alcance universal de indivíduos e famílias da comunidade,

> mediante sua plena participação e a um custo que a comunidade e o país possam manter em cada fase de seu desenvolvimento, no espírito de autoconfiança e autodeterminação. Fazem parte integrante tanto do sistema de saúde do país, do qual constitui a função central e o foco principal, quanto do desenvolvimento social e econômico global da comunidade. Representam o primeiro nível de contato dos indivíduos, da família e da comunidade com o sistema nacional de saúde, pelo qual os cuidados de saúde são levados o mais proximamente possível aos lugares onde pessoas vivem e trabalham, e constituem o primeiro elemento de um continuado processo de assistência à saúde. (OMS; UNICEF, 1978, p. 91).

De acordo com a OMS e o UNICEF (1979), todos os governos devem formular políticas, estratégias e planos nacionais de ação para sustentar os cuidados primários de saúde em coordenação com outros setores.

Após a Conferência de Alma-Ata, os princípios básicos da Atenção Primária à Saúde (APS) passaram a orientar as mudanças que deveriam ser implementadas nos sistemas nacionais de saúde (RIBEIRO, 2007).

A Atenção Primária é o nível do sistema de serviço de saúde que oferece entrada no sistema para novas necessidades e problemas. Compartilha características com outros níveis dos sistemas de saúde, como: responsabilidade pelo acesso, qualidade e custos, atenção à prevenção, tratamento e reabilitação e trabalho em equipe. A atenção primária forma a base e determina o trabalho dos outros níveis dos sistemas de saúde. Aborda os problemas mais comuns na comunidade, oferecendo serviços de prevenção, cura e reabilitação para maximizar a saúde e o bem-estar. É a atenção que organiza e racionaliza o uso de recursos, tanto básicos como especializados, direcionados para a promoção, manutenção e melhora da saúde (STARFIELD, 2002).

Starfield (2002) aponta quatro atributos da Atenção Primária à Saúde:

1. Primeiro contato: implica acessibilidade do serviço pela população a cada problema de saúde, oferecendo acesso às unidades de saúde;
2. Longitudinalidade: pressupõe a existência de uma fonte regular de atenção e seu uso ao longo tempo. O vínculo da população com sua unidade de saúde deve ser refletido pela cooperação mútua entre as pessoas e os profissionais de saúde;
3. Integralidade: compreendida como a garantia de que as unidades de atenção primária devem fazer arranjos para que o paciente receba todos os tipos de serviços de atenção à saúde, o que inclui

as redes de atenção à saúde, com encaminhamentos para serviços de atenção à saúde, serviços secundários e terciários, internação domiciliar, entre outros;

4. Coordenação (integração): requer continuidade, seja por meio dos profissionais ou por meio de prontuários médicos, como forma de reconhecer os problemas de saúde e problemas sociais do paciente.

No Brasil, durante o processo de implementação do Sistema Único de Saúde (SUS), a Atenção Primária passou a ser denominada como Atenção Básica à Saúde (GIOVANELLA, 2008).

Tradicionalmente, outros países utilizam a expressão atenção primária em saúde (APS). No Brasil, adota-se o termo Atenção Básica (AB), em virtude da tradução realizada na época em que passou a ser empregado (CAMPOS *et al.*, 2010).

Os termos "Atenção Básica", "Atenção Primária" e "Atenção Primária à Saúde" podem ser utilizados como sinônimos. A expressão "Atenção Básica" foi oficializada pelo governo brasileiro em contraste com a tendência internacional do uso de "Atenção Primária" (MELLO *et al.*, 2009). Tais palavras foram consideradas equivalentes pela Política Nacional de Atenção Básica (PNAB, 2012).

Em 2006, o Ministério da Saúde editou a Política Nacional de Atenção Básica pela portaria ministerial n.º 648/GM, de 28 de março, que ampliou a concepção de atenção básica abrangente, posicionando-a como porta de entrada preferencial do SUS (GIOVANELLA; MENDONÇA, 2008).

A Política Nacional de Atenção Básica (PNAB/2011) define Atenção Básica como:

> A atenção básica caracteriza-se por um conjunto de ações de saúde, no âmbito individual e coletivo, que abrange a promoção e a proteção da saúde, a prevenção de agravos, o diagnóstico, o tratamento, a reabilitação, a redução de danos e a manutenção da saúde com o objetivo de desenvolver uma atenção integral que impacte na situação de saúde e autonomia das pessoas e nos determinantes e condicionantes de saúde das coletividades. (BRASIL, 2011, p. 21).

De acordo com a PNAB (2011), a Atenção Básica tem como um de seus fundamentos e diretrizes possibilitar o acesso universal e contínuo a serviços de saúde de qualidade e resolutivos, caracterizados como a porta de entrada aberta e preferencial da rede de atenção, acolhendo os usuários e promovendo a vinculação e corresponsabilização pela atenção às suas necessidades de saúde. O estabelecimento de mecanismos que assegurem acessibilidade e acolhimento pressupõe uma lógica de organização e funcionamento do serviço de saúde que parte do princípio de que a unidade de saúde deva receber e ouvir todas as pessoas que procuram os seus serviços, de modo universal e sem diferenciações excludentes (BRASIL, 2011).

A Atenção Básica (AB) é desenvolvida com alto grau de descentralização, que deve estar organizada em todos os municípios do país. Portanto, deve ser a principal porta de entrada do usuário no sistema de saúde e o centro de comunicação com toda a Rede de Atenção à Saúde. O Brasil é o único país no mundo com mais de 100 milhões de habitantes com um sistema de saúde público, universal e integral. A proposta da AB é oferecer atendimento próximo à casa dos usuários, atendendo à maioria das necessidades de saúde com agilidade e de modo acolhedor e humanizado. Ela se orienta pelos princípios da universalidade, da acessibilidade, do vínculo, da comunidade, do cuidado, da integralidade, da atenção, da responsabilização, da humanização, da equidade e da participação social. Considera os sujeitos em sua singularidade, complexidade, integridade e inserção sociocultural (BRASIL, 2011).

Fundamentado na PNAB, a ESF (Estratégia de Saúde da Família) deve assumir a responsabilidade pelo cuidado de todas as pessoas em seu território de atuação (BRASIL, 2006).

O Programa de Saúde da Família (PSF) foi precedido pelo Programa de Agentes Comunitários de Saúde (PACS), criado em 1991 pelo Ministério da Saúde para enfrentamento de altas taxas de mortalidade infantil e materna na Região Nordeste e, em seguida, na Região Norte, devido à epidemia de cólera. Teve seu início no Ceará, no final dos anos 1980, para ser um elo entre a comunidade e os serviços de saúde. O programa teve grande repercussão política pelos seus resultados positivos, principalmente na diminuição da mortalidade infantil (AQUINO *et al.*, 2014; FARIA *et al.*, 2010; SOUSA, 2014; VIANA; DAL POZ, 1998).

O PSF surgiu em meados de 1993, sendo regulamentado em 1994 pelo Ministério da Saúde. O programa já havia sido implementado em alguns municípios, entre eles Itacarambi (MG), em 1993, Niterói (RJ), em 1991, com o Programa de Médicos de Família, Grupo Hospitalar Conceição, em Porto Alegre, entre outros (AQUINO, *et al.*, 2014).

A Norma Operacional Básica do SUS, n.° 1, de 1996 (NOB 96), ressaltou a Atenção Básica à Saúde como eixo estruturante do modelo de atenção do SUS ao adotar o PACS/PSF como estratégia fundamental na organização de ações de atenção básica. Essa estratégia foi apoiada por meio de uma política de financiamento que, a partir de sua vigência, em 1998, criou incentivos fundamentais para o processo de sua implantação nos municípios, em todo o território nacional (BRASIL, 1996).

Segundo o Ministério da Saúde, a implantação do PSF tem como objetivo contribuir para a reorientação do modelo assistencial a partir da atenção básica, em conformidade com os princípios do Sistema Único de Saúde, imprimindo uma nova dinâmica de atuação nas unidades básicas de saúde, com definição de responsabilidades entre os serviços de saúde e a população (BRASIL, 1997).

A partir de 1999, passou a ser considerado pelo Ministério da Saúde como uma estratégia estruturante dos sistemas municipais de saúde, com objetivo de reorientar o modelo assistencial e implantar uma nova dinâmica na organização dos serviços e ações de saúde (SOUSA, 2002). Posteriormente, o Ministério da Saúde modificou a nomenclatura do Programa de Saúde da Família para Estratégia Saúde da Família (ESF), permanecendo com os mesmos objetivos.

A ESF visa à reorganização da atenção básica no país, de acordo com os preceitos do SUS. É uma estratégia de expansão, qualificação e consolidação da atenção básica por favorecer uma orientação do processo de trabalho com maior potencial de aprofundar os princípios, diretrizes e fundamentos da atenção básica, de ampliar a resolutividade e impacto na situação de saúde das pessoas e coletividades, além de propiciar uma importante relação custo-efetividade (BRASIL, 2011).

Essa estratégia valoriza os princípios da territorialização, de integralidade na assistência, de trabalho em equipe com enfoque multidisciplinar na promoção da saúde e para a família visando a atender às necessidades da população nas diferentes áreas da saúde, de acordo com os problemas reais do indivíduo, da família e da comunidade, com fortalecimento das ações intersetoriais e de estímulo à participação da comunidade, consolidando o SUS. Os profissionais assumem o compromisso de prestar assistência integral à população na Unidade de Saúde e no domicílio quando necessário, observando os fatores de risco aos quais a comunidade está exposta e, assim, podendo intervir de forma apropriada (SOUZA, 2000; AMORIM, 2004; DAVINI, 2009).

A ESF mantém os princípios do SUS baseada nos atributos da APS. Apresenta uma proposta consecutiva de transformação da realidade baseada no planejamento territorial, na ampliação da participação social, na gestão, na inclusão e integração das populações vulneráveis em situação de injustiça social (SOUSA, 2014).

A compreensão da ESF como componente primário de um sistema público de saúde de amplitude nacional redimensiona sua relevância, pois o próprio impacto da ESF na saúde dos usuários do SUS vai depender da sua capacidade de integração com as redes de atenção à saúde: ambulatorial, especializada, hospitalar, rede de urgência e emergência e serviços de saúde mental (CAMPOS *et al.*, 2010).

A ESF demonstra certa inadequação para a atenção a segmentos populacionais com alto grau de exclusão social, como a população em situação de rua, pessoas que vivem em albergues, abrigos, profissionais do sexo ou pessoas com algum tipo de deficiência, que nem sempre têm acesso aos serviços de saúde, ou, quando têm, não lhes é garantida a integralidade das ações para suas necessidades específicas (MARSIGLIA; SILVEIRA; CARNEIRO JÚNIOR, 2005).

É imprescindível considerar a relevância do cuidado no contexto do SUS, principalmente no que diz respeito à atenção e aos serviços oferecidos pela Atenção Primária à Saúde (APS). A Estratégia de Saúde da Família tem o objetivo de fortalecer a APS, partindo de uma mudança na organização dos serviços de saúde e responsabilizando-se pelo vínculo e acompanhamento aos cuidados de saúde da comunidade, das famílias e dos usuários. Nessa perspectiva, vale considerar que a lógica da saúde da família é centrada nos usuários. Sendo assim, considera o cuidado voltado para as prioridades dos usuários do território e no território (SILVA, 2015).

Para Carneiro Júnior e Silveira (2003), é necessário construir modelos de atenção que articulem respostas a grupos heterogêneos que dividem o mesmo espaço territorial, econômico e cultural.

É importante pensar em formas de atenção que facilitem o acesso desses grupos sociais aos serviços de saúde, usando reformulações necessárias para atingir esses segmentos sociais, desde capacitação dos agentes comunitários de saúde até a organização do processo de trabalho (CARNEIRO JÚNIOR, 2003; MARSIGLIA; SILVEIRA; CARNEIRO JÚNIOR, 2005).

Em 2011, com a reformulação da PNAB, foi instituído um modelo de cuidado específico para essa população. Segundo a PNAB (2011), a responsabilidade pela atenção à saúde da população de rua, como de qualquer cidadão, é de todo profissional do Sistema Único de Saúde, com destaque para a atenção básica. Em determinadas situações, com o objetivo de ampliar o acesso desses usuários à rede de atenção e ofertar uma atenção integral à saúde, é possível lançar mão das equipes dos Consultórios na Rua, que são equipes da atenção básica compostas por profissionais de saúde com a responsabilidade exclusiva de articular e prestar atenção integral à saúde da PSR. As equipes devem realizar suas atividades de forma itinerante, desenvolvendo ações na rua, em instalações, na unidade móvel e, também, nas Unidades Básicas de Saúde (UBS) do território em que atuam.

2.3 CONSULTÓRIO NA RUA: UMA NOVA PROPOSTA DE CUIDADO

Em 1999, em Salvador, na Bahia, deu-se início à história do Consultório de Rua, a partir de uma experiência realizada pelo Centro de Estudos e Terapia do Abuso de Drogas (CETAD). O idealizador do projeto foi o Dr. Antônio Nery Filho, que se inspirou em uma experiência do início da década de 1990, quando ainda era doutorando de sociologia, em Paris. Nesse período, ele conheceu a Organização Não Governamental (ONG) Médicos do Mundo, que utilizava um ônibus, como se fosse um ambulatório, que oferecia atendimento à população em situação de vulnerabilidade social: profissionais do sexo e pessoa em situação de rua. Ao retornar à Bahia, implantou o primeiro consultório de rua na tentativa de encontrar uma resposta para a problemática das crianças em situação de rua e uso de drogas. A partir dessa experiência, Salvador apresentou grandes experiências com o Consultório de Rua, que a princípio era financiado pelo Ministério da Saúde, da Secretaria Nacional sobre Drogas (SENAD), Secretaria de Combate à Pobreza e Secretaria do Trabalho e Ação Social do Governo do Estado da Bahia.

A equipe foi se configurando ao transcorrer da experiência e das necessidades da população. O caráter interdisciplinar dessa prática deve ser ressaltado, pois, como afirma Oliveira (2009, p. 78-79),

> A escolha inicial dos técnicos que formariam as primeiras equipes e a sua composição multidisciplinar foram se diferenciando ao longo da experiência. O estabelecido, na primeira versão do projeto, previa, para a realização das ações propostas, equipes multidisciplinares, cuja composição era formada por um estudante do quinto ano do curso de medicina, um médico psiquiatra, um psicólogo (de formação psicanalítica), um antropólogo e um motorista capacitado como agente de saúde/redutor de danos. Essa formação inicial foi sendo modificada, à medida que transcorria a experiência, em função das demandas e necessidades da população atendida, ajustando o funcionamento do CR a partir da prática, de modo que, no decorrer do trabalho, foi sendo definida uma equipe mínima que prevaleceu até o final da experiência aqui descrita, cuja composição incluía médico generalista, psicólogo, pedagogo (ou educador social), assis-

tente social, redutor de danos e o motorista com capacitação para agente de saúde.

Com o decreto n.º 7.179, em maio de 2010, foi instituído o Plano Integrado de Enfrentamento ao Crack e outras Drogas, com objetivo de prevenir o uso, promovendo tratamento e reinserção social de usuários. Esse plano tem três eixos de atuação: Cuidado (Atenção ao usuário e familiares); Prevenção (Fortalecimento da rede de proteção); e Autoridade (Enfrentamento ao tráfico de drogas). O Consultório na Rua é uma das estratégias do eixo do cuidado, para atenção ao usuário nos locais de concentração de uso de crack. Os municípios que aderiram ao "Plano Crack" puderam, entre as suas ações, pactuar com a implantação de equipe de Consultório de Rua, posteriormente "na Rua" (JANGES, 2014).

Até 2011, o Ministério da Saúde preconizou o credenciamento e implantação de Consultórios de Rua com diretrizes relacionadas ao uso problemático do álcool, e de outras drogas, e da vivência do sofrimento ou transtorno psíquico. No mesmo ano, a Política Nacional de Atenção Básica, implantada pela portaria MS n.º 2.488, de 21 de outubro de 2011, introduziu elementos ligados ao papel da Atenção Básica, ampliando o escopo das ações no sentido de efetivar direitos à saúde. Importante ressaltar que se trata de uma equipe específica para essa população, porém não especializada. Somente em 2013 as equipes foram oficialmente credenciadas como Consultório na Rua.

Figura 1 – Diagrama explicativo sobre a configuração da eCnR

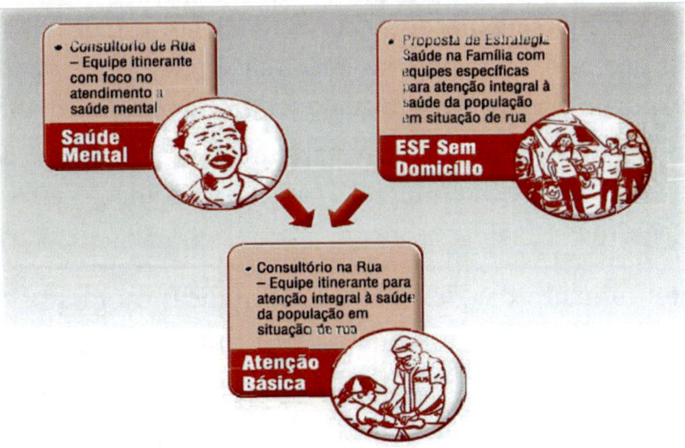

Fonte: Ministério da Saúde. Secretaria de Atenção à Saúde. Departamento de Atenção Básica (2012)

O Consultório na Rua (CnaR) tem como proposta ampliar o acesso da população em situação de rua aos serviços de saúde, oferecendo atenção integral à saúde para esse grupo populacional que se encontra em condições de vulnerabilidade. Esse dispositivo oferta atendimento à gestante de rua, tratamento de patologias pulmonares, tratamento de doenças sexualmente transmissíveis, tratamento de doenças de pele, problemas ortopédicos, diabetes, hipertensão, saúde mental e outras situações que ficam sob a responsabilidade da Equipe de Saúde da Família. A portaria n.º 122, de 25 de janeiro de 2012, define as diretrizes de organização e funcionamento das Equipes de Consultório na Rua, tendo como parágrafo único sua inserção na atenção básica da Rede de Atenção Psicossocial, de acordo com os fundamentos e diretrizes definidas na PNAB, que estabelece as características da equipe por modalidades I, II e III. A modalidade I contempla minimamente dois profissionais de nível superior e dois de nível médio, seguida pela II, com três de nível superior e três de nível médio, finalizando a modalidade III com o mesmo quantitativo da equipe II, sendo acrescida por um profissional médico (BRASIL, 2012).

As equipes de Consultório na Rua (eCR) poderão ser compostas pelos seguintes profissionais de saúde: médico, assistente social, enfermeiro, psicólogo, terapeuta ocupacional, técnico ou auxiliar de enfermagem e técnico em saúde bucal e agente social. As eCR são equipes multiprofissionais que prestam atenção integral à saúde, tanto na rua como na Unidade Básica de Saúde (UBS) em que estão lotadas. As equipes dos Consultórios na Rua deverão atender de oitenta a mil pessoas em situação de rua, cumprindo carga horária mínima semanal de 30 horas, tendo horário de funcionamento adequado às demandas das pessoas em situação de rua, podendo ocorrer em período diurno e noturno e em qualquer dia da semana (BRASIL, 2012).

As atribuições comuns aos diversos membros da equipe do Consultório na Rua para a Atenção Integral à saúde da população em situação de rua são as seguintes:

- Atendimento das demandas espontâneas ou identificadas pelo profissional/equipe;
- Ter boa capacidade de estabelecer contatos e vínculos;
- Visão sistêmica;
- Adequação da linguagem, utilizando discursos apropriados à realidade do usuário;

- Atuar sempre com disponibilidade para a escuta de forma ampliada e diferenciada;
- Articulação com as equipes das UBS referentes ao território de abordagem, para encaminhamento e acompanhamento das demandas de saúde do usuário;
- Atuar de forma proativa, estimulando o usuário ao autocuidado;
- Articulação com a rede de saúde;
- Articulação com outras redes sociais;
- Desenvolver atividades de educação em saúde;
- Evitar julgamentos, críticas e/ou opiniões sobre a situação de vida do usuário;
- Observar o "comportamento" do usuário e do grupo, objetivando a garantia da sua segurança e da equipe;
- Observar o relato verbal e a comunicação não verbal do usuário;
- Registro com histórico do atendimento nos moldes da ESF;
- Atuar com estratégia de redução de danos;
- Fazer busca ativa de agravos prevalentes na rua, priorizando a tuberculose, DST, hepatites virais, dermatoses, uso abusivo de álcool e outras drogas, entre outros;
- Realizar atividades em grupo.

As atividades são realizadas de maneira itinerante, com ações integradas às demais UBS. Elas lidam com diferentes problemas de saúde da PSR, desenvolvendo ações compartilhadas e integradas com as equipes dos Centros de Atenção Psicossocial (CAPS), dos serviços de urgência e emergência e de outros pontos de atenção, de acordo com a necessidade do usuário.

Para pessoas em situação de rua, o acesso ao SUS é deficitário e, em determinadas situações, é negado por diversas razões, entre as quais se destaca o preconceito de profissionais de saúde. Com a instituição do Consultório na Rua, estabeleceu-se uma relação entre a população em situação de rua e as políticas públicas de saúde. A proposta do Consultório na Rua é valorizar as ações de participação social, efetivação da equidade, informação qualificada, educação em saúde e comunicação, como forma de ampliação do cuidado e efetividade das suas práticas (ENGSTROM, 2016). As políticas de saúde voltadas para essa parcela da população são atuais. Seu início coincidiu com os consultórios de rua vinculados à coordenação de saúde mental.

> Atualmente, a maioria das equipes voltadas para o atendimento da população em situação de rua está vinculada ao Departamento de Atenção Básica do Ministério da saúde (não mais à coordenação de saúde mental), sob a denominação de consultório na rua. Diferentes dos consultórios de rua. As atuais equipes responsabilizam-se pela atenção primária à saúde dessas pessoas. Na prática mudou, além do nome, a composição da equipe e o escopo de suas ações anteriormente focadas na saúde mental e nos transtornos relacionados ao uso de substâncias. (SANTANA, 2014, p. 1798).

O CnaR foi criado como uma proposta de cuidado que expande o acesso e a qualidade na atenção integral a sujeitos marginalizados. Sendo assim, o CnaR não oferece apenas atenção em saúde, mas também garantia de direitos, mediante uma oferta de serviços de saúde pautados no diálogo, no acolhimento e na relação com as demais redes de assistência, considerando as especificidades da vida na rua e os desafios de oferecer um cuidado eficaz.

Entende-se esse dispositivo, no âmbito da Atenção Básica, como a formulação de uma busca de resposta no sentido de oferecer equidade para as PSR, que, até então, eram atendidas apenas pelos serviços de saúde de urgência e emergência. A perspectiva de vínculo com a equipe e a continuidade no cuidado oferecem o reconhecimento daqueles que vivem na rua e da rua como sujeitos, o que traz especialidades e problemáticas distintas, exigindo uma específica observação para identificar como os indivíduos se organizam, associam-se, onde cada grupo se estabelece e como eles buscam recursos para sobreviver na rua (HALLAIS, 2015).

Dessa forma, apesar de tantos avanços, mudanças na institucionalidade democrática do Estado e os resultados em termos de acesso à moradia, vínculos de trabalho, documentos de identificação, acesso à saúde, segurança e educação ainda permanecem como desafios e são insuficientes diante da gravidade da realidade da população em situação de rua. Práticas assistencialistas ainda predominam. Sendo assim, é imprescindível uma política pública e uma mudança cultural que venha a contribuir para a superação das condições de invisibilidade e vulnerabilidade em que essa população se encontra.

O Consultório na Rua surge, então, como uma possibilidade de assegurar o direito à saúde para essa população a partir da inserção das equipes de Consultório na Rua nas ações da atenção básica (SANTANA, 2014).

2.4 CONSULTÓRIO NA RUA E OS PRINCÍPIOS DO SUS

O SUS é resultado de um movimento social que luta por uma sociedade menos desigual, combatendo injustiças no acesso às ações de saúde, na perspectiva da prevenção de doenças e promoção da saúde, esta percebida como direito do cidadão e dever do Estado (CARNEIRO JÚNIOR, 2003).

> Uma das funções políticas do SUS, na sociedade, é trabalhar com as tensões advindas das diferentes formas de viver, pela via da saúde, expressa no território da rua: O SUS deve cuidar dessa tensão. A especificidade da rua coloca, de início, dois desafios ao SUS: lidar com a complexidade das questões de saúde apresentadas pelos sujeitos e construir outras formas de organização das estratégias de território. (SAMPAIO, 2014, p. 51).

Diante dessa realidade, como garantir que uma política universal dê conta das especificidades de um segmento populacional específico? Como promover saúde integral para uma população vulnerável? Como caminhar na direção da melhor proposta política?

Uma vez que o SUS tem como princípio a universalidade do acesso, faz-se necessário refletir sobre a existência de um serviço específico para a PSR. Tal especificidade no atendimento não deve passar a ser um serviço exclusivo. O Consultório na Rua, por exemplo, é um serviço itinerante que atua para atenção integral à saúde da PSR, um componente da AB que garante o princípio da equidade.

O princípio da universalidade constitui acesso indiferenciado que é fundamental para toda forma de exclusão social, base fundamental da cidadania. Por outro lado, o princípio da equidade impõe pactuar com grupos sociais diferenciados, para identificar e combater as desigualdades nas relações sociais. É essencial prover tecnicamente recursos e ações necessárias para identificar e intervir sobre relações de vulnerabilidade e seus reflexos negativos sobre a saúde, sem isso as propostas de universalidade e equidade não passarão de um discurso ideológico vazio (AYRES, 2012).

Sociedades que apresentam grande contingente populacional em situação de pobreza precisam desenvolver várias políticas de enfrentamento desses problemas: políticas específicas de combate à pobreza e de acesso privilegiado a bens e serviços para esses segmentos; políticas distributivistas, que diminuam as desigualdades; e políticas de corte universal, que promovam os direitos sociais de cidadania e equidade (MARSIGLIA; SILVEIRA; CARNEIRO JÚNIOR, 2005).

O dilema entre universalização e focalização está entre duas vertentes: uma que defende a universalização dos direitos sociais, filiando as conquistas dos direitos ao longo da história das sociedades capitalistas modernas, independentemente de elas não se caracterizarem mais como sociedades salariais, fazendo-se necessárias outras formas de contratos sociais que aprovassem a solidariedade social. E a segunda vertente que ressalta que o compromisso dos Estados, que não têm condições de prover os direitos sociais a todos de forma universal e com equidade, deve recair sobre os necessitados e incapazes de, por conta própria, satisfazer suas necessidades sociais básicas (COHN, 2009).

Na universalização, todos os indivíduos têm direito de acesso a serviços públicos indiscriminadamente. Na focalização, os indivíduos contemplados pelas políticas são, geralmente, aqueles em maior desvantagem, como pobres e minorias. As razões da focalização estão relacionadas à justiça baseada no princípio da equidade (MEDEIROS, 1999). É possível conciliar focalização e universalização na prática de justiça social, considerando uma combinação eficiente dos dois métodos (KERSTENETZKY, 2006). Nessa lógica, em sociedades como a brasileira, com altos índices de desigualdades sociais, o que importa, efetivamente, é como implantar políticas sociais e de saúde que, ao priorizarem os segmentos socialmente mais vulneráveis, façam com a lógica da integralidade e da equidade na atenção à saúde (COHN, 2009).

As Equipes de Consultório na Rua atendem a PSR com base na política equitativa para tal atendimento, mas é importante ressaltar que elas não podem correr o risco de se tornar um serviço especializado. Segundo Bárbara Starfield (2002), um sistema de saúde orientado para a subespecialização possui outro problema: ele ameaça os objetivos de equidade, ou seja, se acontecer dessa forma, a especialização reproduzirá uma fragmentação das práticas de saúde e reafirmará a exclusão que os moradores de rua já sofrem. Assim, vale destacar que as eCR não surgem para constituir um subsistema de saúde, em que o morador de rua só encontraria atendimento no SUS por meio desse tipo de serviço (SAMPAIO, 2014), retificando, dessa forma, as pessoas em suas diferenças de forma que seja impossível alterar sua condição. De fato, alguns segmentos sociais têm recebido ações específicas, cuja finalidade é ofertar tecnologias que saibam reconhecer problemas em saúde, assim como dar respostas a esses problemas (CARNEIRO JÚNIOR; SILVEIRA, 2003). Sendo assim, alguns autores chamam a atenção para a importância de focalizar a organização da assistência à saúde com base não no território, mas nas pessoas em situação de vulnerabilidade (MASIGLIA, 2005).

2.5 NOVAS FORMAS DE SE PENSAR TERRITÓRIO

Os estudos sobre a pessoa em situação de rua ficaram, há muito, reservados ao interesse das instituições públicas, sobretudo de saúde e controle social, formulados a partir da lógica da exclusão, da negação de direitos e da vulnerabilidade social. Até a década de 1990, as pesquisas sobre população de rua tinham, por metodologia, principalmente, levantamentos estatísticos e demográficos, com o objetivo de mapear os deslocamentos e principais serviços da assistência utilizados por eles, como albergues, casas de passagem, postos de saúde etc. (ROSA, 2005). Tendo em vista o controle, redução e encaminhamentos para serviços político-assistenciais, tais pesquisas pouco ajudam a compreender os múltiplos significados e sentidos que coexistem da experiência de viver na rua ou da rua (RODRIGUES, 1994).

A Escola de Chicago (1920), também chamada de Escola Ecológica, identifica uma sociologia urbana, cujo ponto fundamental consiste em mostrar que o comportamento humano é delineado por fatores ambientais; tem por cenário e laboratório a cidade norte-americana de Chicago, que sofrera um crescimento desorganizado com o seu processo de industrialização, inclusive com a chegada de imigrantes asiáticos, fazendo-a experimentar as mazelas provenientes do crescimento desordenado, tais como a pobreza, a violência e a formação dos *ghettos*. Na visão da Escola de Chicago, a Sociologia deveria apontar soluções para os problemas da cidade de Chicago, valendo-se de uma pesquisa participante, pela qual o pesquisador faz uma imersão na realidade, participando diretamente do objeto de sua investigação (SILVA, 2013).

Como aponta Heitor Frúgoli Jr. (2005), os escritos de Simmel (1973) são fruto de sua própria experiência e impressões, enquanto transeunte e cidadão de Berlim do final do século XIX. Nesse contexto, demarca uma série de comportamentos sociais relativos a um tipo específico de cidade: a metrópole. A vida na metrópole é ascética, fria e dotada de subjetividade própria, lugar do anonimato, do individualismo e da atitude *blasé*, comportamento desenvolvido pelo homem metropolitano para conseguir lidar com os constantes impulsos nervosos que a vida moderna impõe sobre a existência heterogênea, anônima e solitária.

> Isso porque a proximidade física e a estreiteza de espaço tornam a distância mental mais visível. Trata-se, obviamente, apenas do reverso dessa liberdade, se, sob certas circunstâncias, a pessoa em nenhum lugar se sente tão solitária e perdida quanto na multidão metropolitana. (SIMMEL, 1973, p. 20).

Simmel (1973) explora alguns conceitos fundamentais para pensar a cidade, como a noção de "espaço urbano", "indivíduo" e "mercado". Esses três conceitos se articulam na discussão sobre dicotomia entre a vida social e psicológica do cotidiano típico da cidade, marcado pela combinação entre proximidade física e distância social.

O espaço urbano pode ser compreendido como lugar em que as relações operam tão somente por meio da circulação monetária; a moeda ou mercado, portanto, assume o papel de mediador das relações pessoais, tornando-as primordialmente mecânicas e utilitárias. A partir dessa perspectiva, é possível problematizar que o indivíduo em situação de rua não se encaixa nessa lógica, uma vez que não possui poder monetário, ao contrário, ao invés de ser força produtiva, ele demanda recursos da sociedade.

Aos indivíduos metropolitanos, resta o comportamento indiferente e a intelectualização impelindo o excesso de estímulos afetivos — a atitude *blasé.* Esta se acentua ainda mais em relação ao indivíduo em situação de rua, pois ele aparece como a caracterização do que deve ser rejeitado pelo indivíduo metropolitano.

Apesar disso, a cidade é o lugar em que o indivíduo multifacetado explora sua criatividade e é livre para usufruir de diferentes aspectos de sua identidade. Assim, se por um lado a divisão social do trabalho gera dependência entre os indivíduos, o espaço urbano conferiria autonomia e afastamento entre eles (RODRIGUES, 2014).

Essa noção de interação social, em Simmel (1973), tornou-se um ponto de referência na discussão sociológica acerca da cidade.

Aluno de Simmel, Robert Ezra Park foi um dos mais influentes pensadores da Escola de Chicago e deve-se a ele o crédito de difundir os pensamentos de seu professor nos Estados Unidos. Foi o primeiro autor que se preocupou em sistematizar um corpo de reflexões em que formula uma proposta de estudo sobre a cidade. Logo, em seus primeiros tempos em Chicago, escreveu um ensaio sobre a cidade, encarando-a como um laboratório para a investigação da vida social

Ao lançar mão de expressões como "estado de espírito" e "produto da natureza", Park revela aí sua tendência a pensar a cidade não como uma estrutura preconcebida, mas, antes, resultado da ação inerente ao homem em um espaço de constante troca. Composto por uma série de tópicos, o ensaio trazia perguntas que só podiam ser respondidas por meio da pesquisa empírica, não contempladas pelas análises puramente econômicas ou arquitetônicas. Antes, a cidade é o habitat do homem civilizado, portanto, cenário fundamental da análise sociológica (RODRIGUES, 2014).

A Teoria da Anomia, inspirada pelas obras clássicas de Emile Durkheim e desenvolvida por Robert Merton (1970, p. 191-234), chama a atenção para a existência de "espaços anômicos" na sociedade, o que leva os indivíduos a perderem as referências normativas, criando, assim, uma sociedade cada vez menos solidária; ocorre um desequilíbrio entre as necessidades e os meios de satisfação dessas necessidades, desbordando-se para o crime como forma de alcançar a realização de tais necessidades.

Na análise da estrutura social e anomia, Merton (1979) aponta uma distância que se torna cada vez mais abissal entre, de um lado, a estrutura cultural (aquilo que a sociedade diz ser importante para a realização, felicidade e bem-estar, e os meios legítimos e institucionalizados para alcançar tal estado de bem-estar) e, de outro lado, a *estrutura social* (as reais possibilidades e chances de acesso aos meios pelos quais se poderia alcançar o referido estado de bem-estar). Dessas diferenças surgem as formas individuais de adaptação ante a escassez dos meios apregoados como legítimos, ou seja, os indivíduos procuram encontrar meios (modos de adaptação) para alcançar os objetivos ou metas fixadas culturalmente pela sociedade. Merton (1979) elenca cinco modos de adaptação — conformidade, inovação, ritualismo, evasão e rebelião — mostrando o grau de aceitação ou rejeição por parte dos indivíduos dos meios legítimos e institucionalizados para atingir as metas; na medida em que há uma maior rejeição aos meios legítimos, maior o desvio e, por consequência, a anomia (MERTON, 1970, p. 213-230).

Na Conformidade, o indivíduo aceita as metas culturais e os meios institucionalizados para alcançá-las, sem apresentar nenhum comportamento desviante. É um indivíduo que faz uma "carreira correta" (estudar, trabalhar, adquirir o bem-estar). Na Inovação, o indivíduo adere às metas culturais, mas não o faz em relação aos meios institucionalizados, rompendo com o sistema e tornando-se um desviante na busca das metas culturalmente estabelecidas pela sociedade. No Ritualismo, o indivíduo não aprecia as metas culturais estabelecidas, acredita que nunca as alcançará, mas ritualmente respeita os meios institucionalizados para uma eventual tentativa de buscá-las (SILVA, 2013).

Na Evasão, a anomia é, sobremodo, evidente, encontrando-se nesse modo de adaptação os párias da sociedade (mendigos, drogados, alcoólatras, prostitutas), pois não aceitam as metas culturais estabelecidas, nem os meios institucionalizados, nem as normas sociais, figurando como verdadeiros desviantes. Na Rebelião, há uma revolta contra as metas culturais fixadas, encaradas como insuficientes, inadequadas, ilegítimas, buscando-se a instauração de uma nova ordem social. O desvio e o desviante estão marcantemente presentes nos modos de Inovação e Evasão. Portanto, a Anomia consiste nisto: como não é possível atingir as metas culturais a partir dos meios tidos como legítimos pela sociedade, lança-se mão de recursos que desrespeitam as regras de comportamento socialmente aceitas, daí o comportamento desviante (SILVA, 2013).

A obra de Gilberto Velho, *Nobres e Anjos*, entra em diálogo com estudos sobre categorias e grupos desviantes que permitiram a elaboração de perguntas cruciais sobre fronteiras e relações em que valores morais e regras sociais marcavam não só a situação dos acusados e discriminados, mas, principalmente, dos empreendedores morais (BECKER, 2008) que impunham ou tentavam impor as regras sociais. Mais que isso, Velho defende a cultura como uma linguagem, e não como uma entidade acabada, por sua vez, o "comportamento desviante" não deveria ser compreendido como uma "inadequação cultural" ou como um lugar de quem está "fora da cultura", mas como um problema de ordem política inerente ao social, construído pela relação entre atores (RODRIGUES, 2014).

Essa "política do cotidiano", ou seja, o modo como atores (grupos ou pessoas) disputam espaços de identidade na estrutura social carece de uma intersubjetividade, característica da antropologia:

> Com a sua tradição de estudar sociedades de pequena escala, fazer estudos de caso, trabalhar com comunidades, grupos de vizinhança etc., tem trabalhado num nível estratégico em que, mesmo partindo de categorias sociológicas mais amplas, está permanentemente em contato com indivíduos

> concretos, carregados de densidade existencial [...]. São verdadeiros personagens que marcam o trabalho do antropólogo. (VELHO, 2009, p. 14).

Com base no já estudado pelos referidos autores, pode-se dizer que, assim como os alcoolistas, usuários de drogas e loucos, a população em situação de rua também é estigmatizada. Goffman diz que, para além da carreira moral, o indivíduo estigmatizado aprende, durante a experiência, que é portador de um estigma e, a partir desse fato, passa a estabelecer uma nova relação com os outros estigmatizados (GOFFMAN, 1988, p. 41). Além disso, tal população, ao distanciar-se da norma social, enquadra-se na condição de desviante. De acordo com Becker, o desvio e o desviante são produtos das regras socialmente impostas e das reações sociais ao desviante.

Para subsidiar esta análise, serão apresentados os conceitos de Becker (2008), sobre desvio, e o conceito de Goffman, sobre estigma. Para Becker, os rótulos desviantes são produtos de negociações implícitas nos encontros sociais, em que grupos de pessoas, realizando ações conjuntas, decidem e rotulam quem e o que deve ser considerado às margens do limite da normalidade. Goffman (1988) chama a atenção para o indivíduo que aprende durante a experiência, que é portador de um estigma e, a partir desse fato, passa a estabelecer uma nova relação com os outros estigmatizados.

2.6 POPULAÇÃO EM SITUAÇÃO DE RUA: ENTRE O ESTIGMA E O DESVIO

Grupos sociais criam regras e buscam, em algumas circunstâncias, impô-las, especificando algumas ações como "certas" e outras como "erradas". Quando uma pessoa infringe uma regra imposta, ela pode ser vista como alguém de quem não se espera viver de acordo com as regras do grupo. Essa pessoa é encarada como um *outsider*. A ideia de desvio é relativa e possui dois lados: os detentores do poder de julgar, a partir do conjunto de regras previamente impostas, veem o desviante como um *outsider*, mas, por outro lado, o dito *outsider* vê os seus próprios julgadores como os verdadeiros *outsiders* (BECKER, 2008). No caso estudado, da PSR, o núcleo de socialização primário funciona como os detentores do poder que, por não aceitarem o desvio do sujeito das regras sociais impostas, acabam por dar início a um processo de estigmatização.

A intensidade com que alguém é considerado um *outsider* é igualmente relativa, afinal todos são desviantes. Alguns tipos de desvios, a que se denomina deslizes, são tolerados, de um modo geral, por todos; outros tipos são vistos com repugnância, pois os seus autores fogem, ou se colocam fora, de um padrão, conduta ou estilo de vida socialmente fixado. Os que se aproximam da norma social são considerados como aqueles que cometem deslizes. Os que se distanciam são classificados como os verdadeiros desviantes, merecedores do enquadramento penal e da inflição punitiva (SILVA, 2013). De acordo com os relatos das equipes do Consultório na Rua e da pesquisa realizada pelo MDS, a massiva maioria da PSR passou por um processo de inflição punitiva em consequência de desvios sociais que os levaram à estigmatização.

As ideias de Becker e Goffman sobre desvio colaboram no sentido de considerar que há uma norma social e o desviante é aquele que, por uma diferente gama de problemas, não se encaixa nessa determinada norma. Além disso, Becker (2008) considera algumas definições que os cientistas usam, atualmente, vendo o que é deixado de lado paro o estudo dos *outsiders*: a) concepção estatística: define como desviante tudo que varia excessivamente com relação à média. A definição estatística de desvio está longe da preocupação com a violação de regras que inspiram o estudo científico dos *outsiders*; b) concepção patológica: uma definição menos simples e mais comum de desvio identifica algo como essencialmente patológico, revelando a presença de uma "doença". Quando o organismo humano está funcionando de modo eficiente, sem apresentar desconforto, ele é considerado "saudável". O comportamento homossexual, ou de um viciado em drogas, é visto como o sintoma de uma doença mental, assim como a difícil cicatrização dos machucados de um diabético é vista como um sintoma de sua doença; c) concepção relativística: identifica o desvio como falha em obedecer às regras do grupo. Pode-se dizer se uma pessoa viola ou não as regras do grupo, sendo, portanto, nessa concepção, desviante.

Embora todos os tipos de desvio sejam encontrados na PSR, as pesquisas que determinam o cenário em que vive essa população apontam que a porção patológica de desvio é a mais presente entre os que optam por esse modo de vida. Basta rememorar que, entre a população pesquisada, 6,1% apontaram como motivo para saída de casa problema psiquiátrico/mental, 5,1% o HIV/Aids e 4,6% problemas de visão/cegueira. Além disso:

> Os principais motivos pelos quais essas pessoas passaram a viver e morar na rua se referem aos problemas de alcoolismo e/ou drogas (35,5%); desemprego (29,8%) e desavenças com pai/mãe/irmãos (29,1%). Dos entrevistados no censo, 71,3%

> citaram pelo menos um desses três motivos (que podem estar correlacionados entre si ou um ser consequência do outro). (BRASIL, 2008, p. 7).

Nesse contexto, vale ressaltar o dito do autor citado, de que o desvio é criado pela sociedade. Grupos sociais criam desvio ao fazer regras cuja infração constitui desvio, e ao aplicar essas regras a pessoas particulares e rotulá-las como *outsiders*. Partindo dessa premissa, o desvio não é uma qualidade do ato que a pessoa comete, mas uma consequência da aplicação, por outros, de regras e sanções a um "infrator". O desviante é alguém a quem esse rótulo foi aplicado com sucesso; o comportamento desviante é aquele que as pessoas rotulam como tal (BECKER, 2008).

As pessoas rotuladas de desviantes não compreendem uma "categoria homogênea" (BECKER, 2008). Para um ato ser ou não desviante, depende de como as pessoas reagem a ele. O grau em que um ato será tratado como desviante depende de quem comete e de quem se sente prejudicado por ele (BECKER, 2008). É notório que na PSR não houve, por parte de seu núcleo de socialização primário, acolhimento a seus problemas sociais ou de saúde, o que levou esse grupo, especificamente, à exclusão e estigmatização. Caso a relação entre esses sujeitos e suas famílias fosse diferente, ou a percepção dos então moradores de rua sobre a visão de suas famílias sobre seu desvio também fosse outra, o desvio poderia ser tolerado e a estigmatização, possivelmente, não ocorreria.

Como afirma Becker (2008), o desvio não é uma qualidade simples, que pode ser tomada sem reservas, com apanágios de verdade, mas é o resultado de um processo que envolve regras impostas, reações sociais (rótulos) àqueles que as infringem. Não é um dado ontológico, mas um dado sociológico (SILVA, 2013).

O desvio não é uma qualidade presente em alguns tipos de comportamento e ausente em outros. É antes o produto de um processo que envolve reações de outras pessoas ao comportamento (BECKER, 2008, p. 26).

> Se tomarmos como objeto de nossa atenção o comportamento que vem a ser rotulado de desviante, devemos reconhecer que não podemos saber se um dado ato será categorizado como desviante até que a reação dos outros tenha ocorrido. Desvio não é uma qualidade que reside no próprio comportamento, mas na interação entre a pessoa que comete um ato e aquelas que reagem a ele. (BECKER, 2008, p. 27).

Becker (2008) parte da formulação bastante evidente de que há um grupo formulando o julgamento do que é desvio e que, por essa razão, diferentes grupos consideram coisas diferentes como desviantes. O desvio em si é um conceito vago e divergente que decorre de um processo de rotulação nem infalível nem correspondente ao real, sendo o indivíduo desviante aquele a quem, devido a relações complexas de poder, um rótulo foi aplicado com sucesso. Não haveria, nesse ator social, uma motivação localizada e identificável como causa do comportamento desviante; antes, Becker (2008) reformula-o como algo que emerge das relações sociais, que é criado nelas. Na própria sociedade, estão as regras de cuja violação decorre o desvio. É necessário certo grau de consenso e cooperação de muitas pessoas para que um desvio seja sancionado como tal (BIAR, 2015).

Tanto Becker (2008) quanto Goffman (1988) afirmam que o desvio acontece a partir da violação de expectativas criadas por um grupo social, que decide e rotula o que deve ser considerado às margens da fronteira da normalidade. O morador de rua é tão sujeito de direitos e deveres como qualquer outra pessoa, porém a sociedade insiste em não reconhecê-lo como tal. Seria, na concepção de Goffmam (1988), a ligação entre estigma e desvio, sinalizando que um grupo de indivíduos, que não adere às normas, possui um comportamento desviante. Dessa maneira, pessoas em situação de rua sofrem com a invisibilidade social, a sociedade estigmatiza essa população como drogado, maluco, bandido e tantos outros rótulos preconceituosos.

Para Goffman (1998), estigma é uma relação entre atributo e estereótipo e tem sua origem ligada à construção social dos significados a partir da interação. A sociedade institui como as pessoas devem ser e torna esse dever como algo natural e normal. Um estranho em meio a essa naturalidade não passa despercebido, pois lhe são conferidos atributos que o tornam diferente, o que impacta diretamente o percurso de sua carreira moral.

Para o autor, a sociedade estabelece um modelo de categorias e tenta catalogar as pessoas conforme os atributos considerados comuns e naturais pelos membros dessa categoria. Estabelece, também, as categorias a que as pessoas devem pertencer, bem como os seus atributos, o que significa que a sociedade determina um padrão externo ao indivíduo, que permite prever a categoria e os atributos, a identidade social e as relações com o meio. Assim, cria-se um modelo social do indivíduo e, no processo das vivências, nem sempre é imperceptível a imagem social do indivíduo que se cria; essa imagem pode não corresponder à realidade, mas ao que Goffman denomina de identidade social virtual.

É exatamente esse o processo enfrentado pela população em situação de rua, pois, conforme demonstram os cenários desenhados pelas pesquisas aqui estudadas, os moradores de rua dividem um universo comum ao passo que, ao terem características pouco ou não aceitas pelo grupo social reveladas, passam por um severo processo de desvio social que lhes leva a uma carreira moral que agudiza suas mazelas sociais e os conduz a um duplo processo de estigmatização, visto que, além de suas características já estigmatizantes, passam a viver à margem da sociedade, construindo um ciclo vicioso de estigma e desvio que, na maioria das vezes, não é rompido.

Em que rua se está inserido pode significar que, esteja onde estiver, em que lugar, calçada, esquina onde se encontrar, poderá ser estigmatizado, independentemente, inclusive, de classe social, cor, religião, credo ou gênero, pois o estigma diz respeito a um pensamento excludente, cruel, que pode incidir sobre todas as realidades sociais.

Ressalta-se que, obviamente, moradores de rua, ou populações que se encontrem em condições menos favoráveis, são os que mais se enquadram nesse processo persecutório que os marginalizam e os colocam na contramão de uma sociedade capitalista na qual os valores humanos são deixados de lado.

Partindo da premissa de que as pré-concepções fazem com que os seres humanos sejam categorizados, rotulados e, dessa maneira, de certa forma, invisibilizados, uma vez que seus atributos e competências passam a integrar um rol que, muitas vezes, os próprios nem mesmo sabem, entende-se que o estigma independe de em que rua se está inserido.

3

CUIDADO E COMPETÊNCIA: CONCEITOS NORTEADORES

3.1 CONCEITUANDO CUIDADO

Etimologicamente, a palavra "cuidar" está associada ao verbo cogitar, ação individual (AYRES, 2011). O termo cuidar possui uma aproximação com a terminologia latina "curare", cujo sentido está vinculado à ideia de "tratar de"; "pôr cuidado em" (BALLARIN, 2010). Para Leonardo Boff (2014), a categoria cuidado deve ser entendida sob a perspectiva da essência humana, na própria constituição do ser humano. O cuidado revela como é qualificado o ser humano. Sem cuidado, o ser humano desestrutura-se, definha, perde sentido e morre. Para o autor, "Cuidar é mais que um ato; é uma atitude. Representa uma atitude de ocupação, preocupação, de responsabilização e de envolvimento" (BOFF, 2014, p. 37).

O cuidado também pode ser compreendido em sua dimensão ontológica, na constituição do ser humano, pois, sem cuidado, perde-se a condição humana. A atitude de cuidado provoca preocupação, inquietação, sentido de responsabilidade. "Cuidado significa então desvelo, solicitude, diligência, zelo, atenção, bom trato" (BOFF, 2014, p. 103). Cuidar é entrar em sintonia, afinar-se com o outro (BOFF, 2014, p. 109).

A dimensão moral é expressa na ideia de que o cuidar está associado à autonomia ou dependência. O cuidar ocupa um espaço central na vida humana (BONET, 2014). Existem várias formas de cuidado: institucionais, autorreferenciais e vinculares (BONET, 2007).

Para Pinheiro (2009), cuidado em saúde é o tratar, o respeitar, o acolher, o atender o ser humano em suas fragilidades e sofrimentos, com qualidade e resolutividade referente e em torno de seus problemas. É uma ação integral com efeitos positivos entre usuários, profissionais e instituições, que são expressos em atitudes e consequências, como tratamentos dignos, respeitosos, com qualidade, acolhimento e vínculo. A autora considera que o cuidado é uma relação intersubjetiva que, para além do saber profissional e das tecnologias, abre espaço para negociação e inclusão dos desejos do outro.

> O cuidado em saúde é uma dimensão da integralidade em saúde que deve permear as práticas de saúde, não podendo se restringir apenas às competências e tarefas técnicas, pois o acolhimento, os vínculos de intersubjetividade e a escuta dos sujeitos compõem os elementos inerentes à sua constituição. (PINHEIRO, 2009, p. 113).

Ayres (2004, p. 22) afirma que o cuidado significa atenção à saúde, interessada no sentido da experiência do adoecimento, físico ou mental, e, também, das práticas de promoção, proteção ou recuperação da saúde. Nas práticas de saúde, o cuidado é um plano terapêutico que busca ativamente seu sentido existencial. Para o autor, cuidado é um diálogo entre cuidadores e cuidados. Os objetos da intervenção são os saberes e as experiências, científicas e não científicas dos usuários e dos profissionais, de modo compartilhado, identificando recursos indispensáveis para prevenir, recuperar ou tratar situações de saúde das pessoas ou comunidades (AYRES, 2012). "Fazer o que é bom para o outro, mas compreender com o outro o que é o bom a fazer" (AYRES, 2012, p. 17).

A ideia de cuidado não se limita à relação médico-paciente, mas movimenta outras mediações, como realização de exames, fichas de controle, vacinas, remédios, entre outros. O significado convencional de cuidado é distintamente vivenciado e significado por diferentes segmentos profissionais. "Agentes de Saúde, por exemplo, costumam coletivizar uma significação do cuidado mais alinhada à sua percepção convencional, de cuidado leigo" (BONET, 2007, p. 247). A divisão de trabalho entre médicos e outros cuidadores, como assistentes sociais, membros da família e amigos, relaciona-se com a vantagem da racionalidade do saber biomédico, com a atenção, o compromisso diário e a assistência (EPELE, 2012).

De acordo com Epele (2012), o cuidado é construído em sociedades particulares, em relação à vida cotidiana, sendo atravessado por processos econômicos, políticos, institucionais e normativos. O cuidado é um processo em desenvolvimento, no qual intervêm saberes, redes sociais, tecnologias, tarefas e corpos (EPELE, 2012). O uso de tecnologias remete a uma compreensão de cuidado enquanto lugar de relações. Tais interações não se sustentam apenas nas tecnologias.

Para Ayres (2009), igualmente, a ação em saúde não pode se limitar à aplicação de tecnologias. "Nossa intervenção técnica tem que se articular com outros aspectos não tecnológicos. Não podemos limitar a arte de cuidar da saúde apenas à criação e manipulação de objetos" (AYRES, 2006, p. 67).

O encontro usuário-profissional é relevante na experiência da atenção à saúde. Nesse momento, é possível identificar valores que podem se mover em direção a horizontes pessoais, no que se refere às práticas de saúde (AYRES, 2011). "É preciso que o cuidado em saúde considere e participe da construção de projetos humanos" (AYRES, 2006, p. 68).

Mattos (2013) concorda e converge com a ideia de Ayres (2006) de que o cuidado é uma dimensão da vida humana, que ocorre, com frequência, no campo da intersubjetividade. Há várias formas de cuidar e diversos conhecimentos voltados para essa ação. O modo de cuidar fundado cientificamente não é necessariamente o melhor. O conhecimento científico deve ser utilizado com responsabilidade, entre as possibilidades de intervenção e a capacidade de prever as consequências desse cuidado (MATTOS, 2013). A atitude de cuidar não pode ser limitada a uma pequena tarefa das práticas em saúde. Não se trata, aqui, de rejeitar a contribuição científica para o cuidado, mas de refletir sobre as distintas possibilidades de atribuição de sentidos sobre esse conceito e, consequentemente, as possíveis atitudes na execução do cuidado. A atitude cuidadora precisa ser ampliada para um conjunto de reflexões referentes a distintas intervenções no campo da saúde (AYRES, 2001).

Na sociedade contemporânea, uma questão imprescindível sobre o cuidado reside no reconhecimento do outro, o que significa que o cuidado tem que vir das pessoas em relação às outras pessoas. Assim, o principal problema do cuidado é o reconhecimento da alteridade. Não é possível a existência de um si mesmo sem o reconhecimento do outro. Porque o outro é o que te coloca como um ser singular e irredutível. O cuidado provoca o reconhecimento de valores importantes, como a solidariedade, a alteridade e a vida. "Como elemento fundamental que deve ser preservado no planeta" (LUZ, 2015)[3].

3.2 REVISANDO O CUIDADO EM SAÚDE COLETIVA

A organização do Sistema Único de Saúde, baseada nos princípios da universalidade, integralidade e equidade, impõe desafios constantes, no que tange à efetividade da proposta de cuidado integral à população, especialmente quando se trata de um grupo com determinadas características, como a população em situação de rua, com singularidades nem sempre

[3] Seminário Integralidade em Saúde com videoconferência da professora do Instituto de Medicina Social daUERJ Madel Terezinha Luz (O cuidado na vida contemporânea). Disponível em: https://www.youtube.com/watch?v=KpD_ah_jyPc. Acesso em: 20 maio 2015.

contempladas pela Atenção Primária à Saúde. Na busca pela redução das desigualdades em saúde, o Sistema Único de Saúde deve atender às especificidades desse grupo populacional.

O princípio da universalidade determina o acesso de forma indiscriminada, referência central para o afastamento de qualquer forma de exclusão social, essencial como garantia do direito à saúde, base imprescindível de pleno exercício da cidadania. O princípio da equidade demanda uma pactuação com um provimento diferenciado de bens e serviços, de acordo com as necessidades de cada grupo social, comunidade ou pessoa. A promoção de recursos e ações para identificar e intervir sobre as relações de vulnerabilidade é de extrema relevância. Caso contrário, a universalidade e a equidade se tornam discursos vazios. O princípio da integralidade não significa levar em consideração todas as demandas. Para cada pessoa, em seu contexto, é definido um conjunto de demandas, com implicações e sentidos que poderão exigir uma escuta sensível da parte de gestores, profissionais de saúde e formuladores políticos, em diferentes espaços e alcance de intervenção. É nessa escuta atenta e sensível que consiste, em última análise, o desafio da integralidade (AYRES, 2012).

Para viabilizar a implementação desses princípios, o conceito de cuidado é central, no que concerne às transformações das ações de saúde e, em especial, das relações entre profissionais e usuários. Nesse sentido, faz-se necessária uma postura ética, respeitosa, sem julgamentos prévios, com sensibilidade às demandas que se apresentam.

3.3 CUIDADO OFERECIDO À POPULAÇÃO EM SITUAÇÃO DE RUA

O cuidado exige dos profissionais de saúde uma escuta qualificada, um posicionamento ético e uma compreensão que acarrete a possibilidade de compartilhamento com o outro. Para tanto, o sistema de saúde deve dirigir-se aos princípios da universalidade, integralidade e equidade, garantindo cidadania e autonomia para a população. A Constituição Federal de 1988, em seu artigo 196, afirma que:

> A saúde é direito de todos e dever do Estado, garantido mediante políticas sociais e econômicas que visem à redução do risco de doença e de outros agravos e ao acesso universal e igualitário às ações e serviços para sua promoção, proteção e recuperação. (BRASIL, 1988, p. 118).

Embora a Constituição de 1988 tenha garantido os direitos sociais de todos os brasileiros, a população em situação de rua permaneceu desamparada socialmente, sem uma concretização de direitos. Viver na rua é manifestação de pobreza, precariedade e vulnerabilidade. A pobreza ultrapassa a dimensão econômica e corresponde a uma complexa escassez de recursos. As relações com o mundo do trabalho se enfraquecem e se perdem, além da redução das possibilidades de acesso aos direitos de cidadania, o que se traduz em exclusão política (ALDEIA, 2014).

A lei n.º 8.080/1990 amplia as diretrizes da Constituição Federal de 1988, dispondo sobre os princípios do SUS, entre eles a universalização da atenção, que garante direito de acesso de todo habitante do território nacional às ações e serviços prestados a quaisquer grupos populacionais. A equidade no atendimento é compreendida como ausência de discriminação na qualidade e na quantidade de ações e serviços prestados à população com prioridade na oferta de serviços aos segmentos populacionais menos favorecidos. A integralidade das ações de saúde compreende o atendimento das necessidades de saúde por equipe multiprofissional em todos os níveis, considerando as várias dimensões dos processos saúde-doença e a prestação contínua e integrada de serviços de todos os níveis de atenção (BRASIL, 1990).

Esses princípios são essenciais para a consolidação do SUS e para as práticas de prevenção e promoção da saúde da população em situação de rua, devido às condições precárias de saúde em que vivem.

Fundamentar políticas universais, levando em conta o princípio da equidade, significa preconizar formas de atendimentos flexíveis, que considerem uma atenção extramuros, estendendo o serviço a essa população (VARANDA; ADORNO, 2004). É imprescindível considerar a relevância do cuidado no contexto do SUS, principalmente no que diz respeito à atenção e aos serviços oferecidos pela Atenção Primária à Saúde. A Estratégia de Saúde da Família tem o objetivo de fortalecer a Atenção Primária à Saúde, a partir de uma mudança na organização dos serviços de saúde, responsabilizando-se pelo vínculo e acompanhamento aos cuidados de saúde da comunidade, das famílias e usuários. Nessa perspectiva, vale considerar que a lógica da Saúde da Família é centrada nos usuários, considera o cuidado voltado para as prioridades desses usuários do e no território (SILVA, 2015).

A concepção de cuidado estabelecida na atenção à saúde e oferecida pelos profissionais não deve se restringir às prescrições, procedimentos ou coordenações gerenciais. Todos os profissionais envolvidos na oferta de cuidado devem romper a barreira da padronização, para oferecer um cuidado humanizado, singularizado, qualificado, com uma escuta sensível, capaz de efetuar um acolhimento do usuário e de suas demandas, fortalecendo o estabelecimento de vínculo e confiança. Ayres (2004) afirma que a humanização no atendimento consiste na permeabilidade do eixo técnico ao não técnico, no diálogo entre tais dimensões. O autor defende a humanização para além de suas implicações, para a formulação de políticas de saúde e ética dos profissionais, potencializando transformações nas ações assistenciais. Para Ayres (2004), quando o norte é a humanização, a própria estrutura do fazer em saúde se reconstrói.

Para pessoas em situação de rua, o acesso ao Sistema Único de Saúde é deficitário e, em determinadas situações, é negado por diversas razões, entre as quais se destaca o preconceito de profissionais de saúde. Com a instituição do Consultório na Rua, estabeleceu-se uma relação entre a população em situação de rua e as políticas públicas de saúde. A proposta do Consultório na Rua é valorizar as ações de participação social, efetivação da equidade, informação qualificada, educação em saúde e comunicação, como forma de ampliação do cuidado e efetividade das suas práticas (ENGSTROM, 2016). As políticas de saúde voltadas para essa parcela da população são atuais. Seu início coincidiu com os consultórios de rua vinculados à coordenação de saúde mental.

> Atualmente, a maioria das equipes voltadas para o atendimento da população em situação de rua está vinculada ao Departamento de Atenção Básica do Ministério da saúde (não mais a coordenação de saúde mental), sob a denominação de consultório na rua. Diferentes dos consultórios de rua. As atuais equipes responsabilizam-se pela atenção primária à saúde dessas pessoas. Na prática mudou, além do nome, a composição da equipe e o escopo de suas ações anteriormente focadas na saúde mental e nos transtornos relacionados ao uso de substâncias. (SANTANA, 2014, p. 1798).

As relações de cuidado ofertadas pelas equipes de Consultórios na Rua indicam uma reestruturação nas práticas profissionais, reorganizando a atenção para além dos muros das unidades de saúde, movendo as ações para a realidade da rua. Dessa forma, inibem uma fragmentação do cuidado e estabelecem a produção de práticas de saúde baseadas no princípio da integralidade. O acesso à saúde oferecido à população em situação de rua deve partir da premissa da integralidade, valorizando a longitudinalidade do cuidado.

Mattos (2009) considera três sentidos para a organização da integralidade. O primeiro está associado a um movimento conhecido como medicina integral, com uma relação direta com as práticas dos profissionais de saúde nas quais a integralidade é praticada mediante um entendimento das necessidades de ações e serviços de saúde que um usuário busca. A integralidade é reconhecida como uma boa prática, que deveria estar presente em todas as condutas profissionais. Deve ser um princípio de organização contínua do processo de trabalho nos serviços de saúde.

O segundo sentido é relacionado à organização dos serviços de saúde, separando as práticas de saúde pública das assistenciais. Os serviços organizados exclusivamente para atender a doenças específicas de uma população tornam-se inaceitáveis. O terceiro sentido diz respeito a políticas especiais, que têm o intuito de responder aos problemas de saúde ou às necessidades de grupos específicos (MATTOS, 2009).

A integralidade e o cuidado são dispositivos fundamentais nas práticas de saúde. Para sua efetivação, faz-se necessária uma construção de alternativas humanizadas de assistência voltadas para essa população. As equipes de Consultório na Rua são instigadas a buscar caminhos de superação dos entraves impostos diariamente pelas especificidades da rua.

A ausência de domicílio da pessoa em situação de rua pode pressupor que ela não é de responsabilidade de ninguém. De fato, essa situação ocorre entre profissionais de saúde, tendo em vista que uma moradia fixa pressupõe um cadastro na Estratégia de Saúde da Família, porta inicial para acesso aos serviços de saúde. Com as equipes de Consultório na Rua, o acesso a essa população tem início na relação com os profissionais, do acolhimento e do vínculo construído na oferta do cuidado. A partir da interação, é possível refletir sobre as estratégias de abordagem e construção de vínculo com o usuário, em seu contexto de vida (LOUZADA, 2015).

O ingresso à Atenção Primária à Saúde pela população em situação de rua é difícil, devido às barreiras no acesso. Dadas as suas especificidades, conforme referido, a população em situação de rua não tem domicílios fixos, seja por sofrerem transtornos mentais, pelo uso de substâncias psicoativas, ou por suas dinâmicas próprias (ENGSTROM, 2016; MACERATA, 2014).

Muitas vezes, pessoas em situação de rua utilizam os atendimentos de emergência como primeira porta de entrada para o Sistema de Saúde, o que dificulta a lógica de continuidade do cuidado. Conforme a complexidade do caso, a equipe de Consultório na Rua passa a ser porta de acesso para outros dispositivos da rede de cuidados, como hospitais clínicos ou atenção psicossocial, além de atendimentos específicos na unidade de saúde. A abordagem na rua é uma das primeiras atividades da equipe de Consultório na Rua. Ela se dá de forma gradual com a equipe no território, mostrando-se acessível à escuta. Essa aproximação acontece não apenas para conhecer o território geográfico, mas também suas características sanitárias e ambientais em suas áreas de risco e violência. A abordagem envolve a identificação de riscos e vulnerabilidades da população, o que pode constituir oportunidade para a realização de testes rápidos para gravidez, HIV, hepatite e sífilis. Estes eram realizados na rua e na unidade de saúde e, na medida em que se estabelecia um vínculo, era possível planejar projetos terapêuticos (ENGSTROM, 2016).

Na rua, com frequência, é possível encontrar determinados problemas de saúde, como ferimentos, tuberculose, hanseníase, entre outros. Tais patologias, muitas vezes, estão associadas a transtornos psicóticos graves. Esse panorama evidencia duas dificuldades para a prática assistencial: a integralidade das dimensões em saúde, não separando a saúde biológica da subjetiva e social; atender a uma realidade com maneiras de viver significativamente diferentes dos padrões tidos como "normais" na cidade (MACERATA, 2014).

O cuidado na rua é uma atividade de extrema complexidade, abrangendo problemas e dificuldades que envolvem violência, marginalização, miséria extrema, além de outras questões. Essas condições demandam estratégias específicas de cuidado, considerando as vulnerabilidades, os problemas físicos, mentais e sociais. Assim, trata-se de um desafio para o SUS e para seus profissionais de saúde (LOUZADA, 2015).

As equipes de Consultório na Rua são desafiadas diariamente a repensar e construir diferentes formas de intervenção de maneira criativa, para uma construção de confiança e vínculo com essa população. Cabe referir que o processo é lento e as políticas públicas não oferecem um modelo pronto de execução dessas ações. A configuração das equipes de Consultório na Rua visa a atender às necessidades de saúde em sua integralidade, produzindo acesso. As tensões entre o que os programas e as portarias de saúde oferecem, sob determinados formatos, e a materialidade das demandas e as configurações da vida nos territórios consiste em base crucial do cuidado em saúde oferecido para essa população. O cuidado voltado aos usuários ocorre na fundamentação das políticas nos territórios de singularidades da vida e no fortalecimento das redes no sistema de saúde (MACERATA, 2014).

Estudo realizado por Silva (2015) demonstrou que a propagação de informações acerca da oferta de serviços entre usuários que levavam seus colegas quando necessitavam de atendimento facilitou a entrada de pessoas em situação de rua no espaço físico da unidade de saúde. O acesso dessas pessoas na unidade de saúde revelou aos profissionais que o fato de morar na rua não os impedia de procurar cuidado e serem cuidados. O vínculo, atitude central para a realização do cuidado, estabeleceu-se no espaço da rua, em cenas nas quais pessoas usavam drogas e no espaço da unidade de saúde. O mesmo estudo evidenciou que, quando o profissional atua com posturas preconceituosas, dificilmente a proposta de cuidado será efetivada. O vínculo não pode acontecer nessas circunstâncias (SILVA, 2015).

> O morador de rua é tão sujeito de direitos e deveres como qualquer cidadão, porém sofre com a invisibilidade social, que o estigmatiza. Assim, esta população é rotulada como drogada ou cracuda. "O que se almeja é que o preconceito e o estigma diminuam a cada dia, na medida em que cuidar dessa população deixar de ser exclusividade do Consultório na Rua para fazer parte do caminho a ser construído por todos os profissionais" (SILVA, 2015, p. 254).

A coordenação do cuidado pela equipe de Consultório na Rua é de difícil realização, pois depende de uma rede intersetorial. Em casos em que os moradores necessitam de atenção em saúde de níveis mais complexos, é preciso que as equipes tenham acesso a outros componentes da rede, como Serviços de Atendimento Móvel de Urgência e Unidades de Pronto Atendimento, Atenção Psicossocial e hospital especializado (ENGSTROM, 2016). A coordenação do cuidado é condição fundamental para o alcance de uma resposta integral, preparada para atender ao conjunto de demandas em saúde dos usuários, que abrange a integração entre os diferentes níveis do sistema de saúde (ALMEIDA, 2012).

Pesquisa realizada por Louzada (2015), que analisa as práticas das primeiras equipes de Consultório na Rua do Rio de Janeiro, apresentou três eixos clínicos organizativos para a oferta de cuidado à população em situação de rua (território, clínica e produção de conhecimento). Determinados elementos foram elencados acerca do território, como: organização dos campos de atuação da equipe (assistência, prevenção de agravos, promoção da saúde), levando em consideração a dinâmica encontrada no território, caracterizando diversos espaços de tratamentos (rua, sede, rede) que respeitem a singularidade da questão a ser tratada. Já no que concerne à clínica, cabe destacar a construção do vínculo e a não limitação do cuidado à perspectiva da doença. Na produção de conhecimentos em torno do cuidado, faz-se necessária uma sistematização e desenvolvimento de estratégias teóricas que resultem da prática (LOUZADA, 2015).

Estratégias de aproximação com os usuários foram relatadas por Silva (2013), entre as quais se destaca a mudança no jaleco do agente comunitário de saúde, uma aproximação com a linguagem do morador de rua, respeito ao momento em que ele não deseja contato, e uma escuta qualificada. Para Teixeira (2015), uma proposta de proximidade com o usuário é o contato "olho no olho", com apresentação da proposta de cuidado e abertura para escuta, sem juízo de valor ou preconceitos. Quando o vínculo é, de fato, estabelecido, e o usuário adere à proposta, é possível elaborar um plano de cuidado. A seguir, deve-se empreender uma busca ativa no território, para a oferta desse cuidado. Muitas vezes, a única possibilidade de vínculo com esse usuário é pela promoção do cuidado, mediante o uso de medicações, cuidado de feridas, ações de limpeza, pré-natal, entre outros.

Os atendimentos e acompanhamentos são feitos na rua como meio de alcançar aqueles que não chegavam a uma unidade de saúde. O propósito do Sistema Único de Saúde é que equipes de Consultório na Rua possam assistir, prevenir e promover saúde como um serviço de referência na rua (MACERATA, 2014). A sensibilidade de respeitar o desejo de aproximação profissional de saúde pelo usuário é essencial para uma construção de confiança, que pode configurar uma relação de cuidado qualificado. O cuidado agrega certos componentes, como: oportunidade, acolhimento, acessibilidade e vínculo, a ser construído por todos os profissionais (SILVA, 2015).

Pesquisa desenvolvida por Engstrom (2016) evidenciou que o vínculo entre a pessoa em situação de rua e a unidade de saúde poderia ser instituído por qualquer profissional da equipe, que ficaria responsável por acompanhar o plano de cuidado do usuário. Nesse plano devem ser pactuadas ações de promoção, prevenção, tratamento e reabilitação, além do atendimento clínico, com fornecimento de medicamentos, cuidado dentário, curativos, entre outros. Muitas vezes, essa era uma primeira oportunidade para gerar vínculo e uma oportunidade para a longitudinalidade do cuidado.

A longitudinalidade é considerada como característica primordial e exclusiva da Atenção Primária à Saúde, por se referir ao acompanhamento do paciente por longo prazo, em suas múltiplas ocorrências de doenças e cuidados preventivos (CUNHA; GIOVANELLA, 2011). Para a eficiência da construção de vínculo, é fundamental o acolhimento, pois é um atributo importante para promover a inclusão de pessoas em situação de rua. A partir do acolhimento, é possível uma escuta qualificada, humanizada, com estabelecimento de responsabilização das equipes com os usuários, organização dos processos de trabalho, com resgate do conhecimento técnico da equipe, acarretando uma ampliação da capacidade de sua intervenção (ENGSTROM, 2016). Acolhimento consiste em uma prática presente em todas as relações de cuidado, nos encontros entre trabalhadores de saúde e usuários, nos atos de receber e escutar as pessoas, podendo acontecer de formas variadas. Não se trata de interação passível de qualificação como boa ou ruim, mas de uma prática constitutiva das relações de cuidado (BRASIL, 2011).

O trabalho na rua revela que essas pessoas são carentes de atenção e não apenas de recursos materiais. Para uma prática do cuidado de pessoas em situação de rua, é necessária uma atribuição do significado de humanidade, com ênfase na proposta de transformação da realidade, considerando os usuários como sujeitos de direitos e deveres, sobretudo valorizando sua autonomia (ENGSTROM, 2016; ROSA, 2005). Para cuidar da pessoa em situação de rua, é preciso se aproximar, adentrar seu território e seus modos de vida (MACERATA, 2014). "Não se cuida efetivamente de indivíduos sem cuidar de populações, e não há verdadeira saúde pública que não passe por um atento cuidado de cada um de seus sujeitos" (AYRES, 2004, p. 13).

"O cuidado, observado apenas pelo prisma biológico e tecnicista, não é suficiente para compreender o processo saúde-doença-cuidado do povo da rua" (ROSA, 2005, p. 528). As equipes de Consultório na Rua têm a possibilidade de ofertar um cuidado qualificado à saúde da população em situação de rua.

O cuidado, entendido como dimensão da vida humana e pautado no princípio da universalidade, significa que o acesso à saúde é direito de toda a população brasileira, independentemente de barreiras sociais e econômicas.

Dessa forma, antes de iniciar a análise propriamente dita, tornam-se oportunas considerações acerca do conceito de competências para uma melhor compreensão do objeto da pesquisa.

3.4 ABORDAGEM POR COMPETÊNCIAS: UM OLHAR PARA A FORMAÇÃO DAS EQUIPES DE CONSULTÓRIO NA RUA

Competência deriva do latim e se associa a competição — *competentia, competére*, que pode ser desmembrada em *petére = pedir* e *com = junto*. "Pedir com", portanto, indicaria uma ação conjunta entre duas ou mais pessoas (MACEDO, 2000, p. 111).

O conceito de competência e a reflexão sobre o seu sentido pedagógico tomam um papel de destaque na formação de profissionais de saúde. É necessário compreender a noção de competência enquanto ordenadora da relação trabalho-educação, a fim de discutir as fragilidades e potencialidades de sua utilização no processo de trabalho no SUS.

É importante se pensar sobre o tipo de competência que — se espera que — os alunos tenham adquirido ao término do curso. As competências deverão ser propostas a partir da apreciação das situações e das ações, das quais derivarão conhecimentos. O sistema educacional não deve perder tempo com a transformação de conhecimentos científicos em conhecimentos acadêmicos, pois incorrerá no erro de não questionar as reais finalidades do ambiente de aprendizagem, simplesmente retransmitindo antigos conteúdos com novas aparências (BOSCHETTI, 2014).

Perrenoud (2000) ressalta a importância de novas competências devido a mudanças nos processos de trabalho, nas tecnologias, na vida cotidiana e até mesmo no pensamento. A partir dessa concepção, os currículos devem ser orientados para se designar competências, a capacidade de mobilizar diversos recursos cognitivos (saberes, capacidade, informações etc.) para enfrentar e solucionar uma série de situações. Esse conceito usa como alicerce quatro aspectos:

> - as competências não são elas mesmas saberes, *savoir-faire* ou atitudes, mas mobilizam, integram e orquestram tais recursos;
> - essa mobilização só é pertinente em uma situação, sendo cada situação singular, mesmo que se possa tratá-la em sintonia com outras, já encontradas;
> - o exercício da competência passa por operações mentais complexas, subentendidas por esquemas de pensamento que permitem determinar (mais ou menos consciente e rapidamente) e realizar (de modo mais ou menos eficaz) uma ação relativamente adaptada à situação;
> - as competências profissionais constroem-se, em formação, mas também ao sabor da navegação diária de um professor, de uma situação de trabalho à outra. (PERRENOUD, 2000, p. 15).

Para Dias (2010), é possível encontrar distintos elementos das competências: saber- saber, saber-fazer, saber-ser. Definir competência a partir de cada um desses componentes pode ser perigoso, uma vez que os saberes fazem parte da competência, mas não podem ser confundidos com ela; as competências são descritas como ações, mas não é o fato de descrever as ações que explica ou que possibilita a ação ou o êxito; as competências estão diretamente relacionadas com o contexto, e o saber-ser não tem implícito esse contexto.

Segundo Witt (2003), a ideia de competência é apreendida como a capacidade de articular e mobilizar conhecimentos. Habilidades e atitudes que colocam o indivíduo em ação para resolver problemas e enfrentar situações imprevisíveis em uma situação de trabalho e em um determinado contexto cultural. Deverá levar seu todo e a cultura do local de trabalho onde se dá a ação, consentindo, ainda, incorporar a ética e os valores como subsídios do desempenho competente, agregando atributos ao desempenho. O profissional da educação, nesse contexto, deve mobilizar um saber em ato, contextualizado e construído na interação do indivíduo com a situação.

O saber que deve ser mobilizado nas situações de trabalho não é de ordem técnica nem linear, mas transversal às especialidades técnicas. O profissional deve ter uma visão mais integral do que o especialista, colocando em prática os pedaços emprestados a diferentes especialidades e fazendo uma combinação desses fragmentos, como fruto de sua própria experiência (WITT, 2003).

Dessa forma, as unidades de aprendizagem levam o aluno a refletir sobre situações de aprendizagens significativas, desafiando-os diante dos contextos reais da vida e do trabalho.

Competência supõe a ampliação de estratégias mentais, curiosidade, busca de significado, processos de identificação, que nascem tanto da formação como da experiência (PERRENOUD, 1999). Discussões acerca da formação profissional visando a mudanças no paradigma curricular têm sido frequentes, principalmente com base nas mudanças do paradigma curricular de um currículo organizado com base em saberes disciplinares para um currículo com base na definição de competências (SILVA, 2003).

Outra perspectiva de Perrenoud (2000) é se pensar competências a partir da especialização dos professores contemporâneos em uma forma analítica e discursiva. O autor propõe, então, um inventário das competências necessárias para delinear a docência. O referencial escolhido acentua as competências para o papel do tutor enquanto profissional capaz de organizar situações de aprendizagem. Para esse fim, segue um quadro com as competências propostas por Perrenoud em relação às competências de ensino.

Quadro 1 – Competências de ensino segundo Perrenoud

Competência: organizar e dirigir situações de aprendizagem	
Competências específicas Conhecer os conteúdos a serem ensinados e sua tradução em objetivos de aprendizagem.	**Sugestões e indicações** Relacionar os conteúdos com os objetivos e as situações de aprendizagem. Dominar os conteúdos com suficiente fluência para construí-los em situações abertas ou em tarefas complexas. Os saberes e o saber-fazer são construídos em situações múltiplas e complexas, cada uma delas dizendo respeito a vários objetivos/disciplinas. Explorar acontecimentos e interesses dos alunos para favorecer a apropriação ativa e a transferência dos saberes.
Trabalhar a partir das representações dos alunos.	Uma boa pedagogia não ignora o que os alunos pensam e sabem. É errado trabalhar a partir das representações dos alunos para, a seguir, desvalorizá-las. Resta trabalhar a partir das concepções dos alunos, dialogar com eles, fazer com que sejam avaliadas para aproximá-las dos conhecimentos científicos a serem ensinados.
Trabalhar a partir dos erros e dos obstáculos à aprendizagem.	Aprender não é primeiramente memorizar, retocar informação, mas reestruturar o seu sistema de compreensão do mundo. A didática das disciplinas interessa-se cada vez mais pelos erros e tenta compreendê-los, antes de combatê-los.
Construir e planear dispositivos e sequências didáticas.	Uma situação de aprendizagem insere-se num dispositivo e numa sequência didática na qual cada tarefa é uma etapa em progressão. O dispositivo depende dos conteúdos, do nível dos alunos, das opções do professor. A competência consiste na busca de um amplo repertório de dispositivos e de sequências de aprendizagem e na identificação do que eles/as mobilizam e ensinam.
Envolver os alunos em atividades de pesquisa e em projetos de conhecimento.	O mais importante permanece implícito, porque uma sequência didática só se desenvolve se os alunos a aceitarem e tiverem realmente vontade de saber. A dinâmica de uma pesquisa é sempre simultaneamente intelectual, emocional e relacional. A competência passa pela arte de comunicar, seduzir, encorajar, mobilizar, envolvendo-se como pessoa.
Competência: administrar a progressão das aprendizagens	
Competências específicas	**Sugestões e indicações**
Conceber e administrar situações-problema ajustadas ao nível e às possibilidades dos alunos.	Estudo de uma situação concreta, hipóteses. Necessidade de usar instrumentos com vista à resolução. Oferecer resistência suficiente. A antecipação dos resultados precede a busca. Debate científico dentro da classe.

Estabelecer laços com as teorias subjacentes às atividades de aprendizagem.	Saber escolher e modular as atividades de aprendizagem é uma competência essencial que supõe um bom conhecimento dos mecanismos gerais do desenvolvimento e da aprendizagem, não isoladamente, mas em cooperação com os colegas.
Competência: enfrentar os deveres e os dilemas éticos da profissão	
Competências específicas Lutar contra os preconceitos e as discriminações sexuais, étnicas e sociais.	**Sugestões e indicações** Não basta ser individualmente contra os preconceitos e as discriminações, é necessário sê-lo, também, socialmente.
Competência: envolver os alunos em suas aprendizagens e em seu trabalho	
Competências específicas Suscitar o desejo de aprender, explicitar a relação com o saber e desenvolver a capacidade de autoavaliação.	**Sugestões e indicações** Aprender exige tempo, esforços, emoções dolorosas, angústia do fracasso, medo do julgamento de terceiros. O professor deve saber aplicar estratégias que intensifiquem o desejo de aprender.
Competência: trabalhar em equipe	
Competências específicas Elaborar um projeto em equipe, representações comuns.	**Sugestões e indicações** Os professores devem saber trabalhar eficazmente em equipe, assumindo os seus medos, perdas de autonomia, territórios a proteger, fazendo a transição da pseudoequipe para a verdadeira equipe, discernindo os problemas que requerem cooperação e criando o espírito de uma cultura de cooperação.

Fonte: *10 Novas competências para ensinar* (PERRENOUD, 2000). Adaptado pela autora

Nesse sentido, as propostas pedagógicas das formações em saúde devem ser capazes de mediar a construção do conhecimento dos trabalhadores, articulando com o reconhecimento das necessidades de saúde do seu cenário de prática e construindo, dessa forma, os processos de aprendizagem.

É importante pensar novos fluxos no processo de formação em saúde, redesenhando-os a partir de competências necessárias aos profissionais, tendo em vista uma formação que problematize os saberes e as práticas a partir do desenvolvimento da capacidade de análise crítica. Assim, viabilizando a construção de um sistema de saúde mais efetivo, humanizado e comprometido com a vida de pessoas em situações de rua.

Em meio às potencialidades da proposta pedagógica do curso, sobressai a valorização do processo de ensino-aprendizagem orientado a partir do respeito às diferentes visões de mundo; produção daquilo que é viável e possível; avaliação da realidade dada em interconexão com o ambiente de trabalho do Consultório na Rua. Ou seja, esse método pedagógico leva os alunos a refletirem sobre o processo de trabalho, abrindo possibilidades para aprender e transformar a prática profissional.

Tais questões colocam como base os conceitos de competência sobre os quais o aluno aprende a identificar e descobrir conhecimentos, por meio da aprendizagem significativa, para, a partir dessa aprendizagem, ampliar a capacidade de transformação das práticas. Sendo assim, será discutido, adiante, as Unidades de Aprendizagem a partir da concepção de competências.

4

NOTAS DE UM PERCURSO

Esta pesquisa, com abordagem qualitativa, utilizou duas técnicas para coleta de dados: a primeira, análise documental do material para a formação de profissionais das equipes de Consultório na Rua; e, a segunda, a observação de eventos públicos sobre população em situação de rua.

Nesse contexto, as Ciências Sociais contribuem para o estudo da saúde coletiva ao oferecer um método que se aprofunda no estudo de problemas complexos e pouco conhecidos. O caráter analítico da pesquisa qualitativa proporcionou a possibilidade de compreensão das teias de relações sociais e culturais que se estabelecem no interior da construção de processos e cursos como o aqui estudado. Assim, a opção pelo método qualitativo se deu após a definição do pressuposto a ser investigado: a noção de cuidado construída no processo de educação permanente circunscrita ao curso, para profissionais do Consultório na Rua; e do estabelecimento de objetivos da pesquisa: analisar as competências e dimensões do Cuidado preconizado para o atendimento da População em Situação de Rua no material didático de qualificação profissional das equipes de Consultório na Rua.

O interesse pelo estudo partiu da experiência da pesquisadora, que esteve envolvida na condução do processo de formação dos profissionais das equipes, construindo experiências de mediação pedagógica dentro do grande tema do Cuidado Integral do curso. A vantagem dessa familiaridade é a melhor qualidade da observação e compreensão dos fenômenos, utilizando-se da própria pesquisadora como instrumento confiável de observação, análise e interpretação dos dados coletados (GODOY, 1995).

O curso teve como objetivos qualificar equipes multiprofissionais, em especial os profissionais que compõem as equipes dos Consultórios na Rua (eCR), para a atenção integral às pessoas em situação de rua, em consonância com as diretrizes técnicas e políticas propostas para essa estratégia; contribuir para a articulação em rede entre o Sistema Único de Saúde e o Sistema Único de Assistência Social, que propicie a ampliação e qualificação do acesso de pessoas em situação de rua à atenção e cuidados necessários;

formar "profissionais-multiplicadores" de boas práticas na atenção integral a pessoas em situação de rua, em consonância com as diretrizes técnicas e políticas supramencionadas.

Por outro lado, é importante ressaltar que a construção deste livro foi atravessada pelo que Velho (2003) classificou como desafio da proximidade, que se traduz pela necessidade e, ao mesmo tempo, dificuldade de se investigar sistemas e redes de relações que permeiam a cidade e os campos de trabalho. Além disso, o autor ainda elucida que a proximidade com os universos de origem não é uma tarefa nada trivial e que pressupõe uma consciência da dificuldade de desnaturalizar noções, impressões e categorias que constituem a visão de mundo.

Foi dessa forma que percebi que, desde a escolha do tema deste livro, havia iniciado um percurso socioantropológico dentro da saúde coletiva, incorporando um olhar analítico da questão do cuidado e como programas, legislações, manuais e materiais podem não significar aquilo que objetivam. Ouso dizer que "familiaridade e proximidade física não são sinônimos de conhecimento" (VELHO, 1981, p. 131), mas o estranhamento produzido aquilo em que se está imerso, sim.

Não assumir a construção do curso "Atenção Integral à Saúde de Pessoas em Situação de Rua com ênfase nas Equipes de Consultório na Rua" como a resolução dos problemas dessas pessoas classificadas pela sociedade como desviantes foi fundamental para relativizar os conceitos e noções de cuidado que estavam sendo abordados. Esses aspectos encontram-se presentes na construção, percurso e pesquisa das quais resultam este livro.

Nesse sentido, além do desafio da produção da fonte, há o que Velho (1978) classifica como a atividade do observador, caracterizada por um filtro interpretativo da realidade que fundamenta o estudo no caráter relativamente objetivo, com viés ideológico e interpretativo, fato que ocorre em toda pesquisa qualitativa de cunho social, afastada do imperativo de se obter necessariamente resultados neutros num campo de interpretação subjetiva.

4.1 ANÁLISE DOCUMENTAL

Alguns aspectos que caracterizam a pesquisa qualitativa dizem respeito à escolha do objeto, à seleção do método para explorá-lo, à eleição de teorias para abordá-lo, às ferramentas para analisar os dados levantados e, especialmente, às reflexões do pesquisador que, nessa modalidade de pesquisa, estará envolvido, e os resultados obtidos revelarão esse envolvimento (FLICK, 2009, p. 23).

Segundo Oliveira (2007), a pesquisa documental caracteriza-se pela busca de informações em documentos que não receberam nenhum tratamento científico, como relatórios, reportagens de jornais, revistas, cartas, filmes, gravações, fotografias, entre outros materias de divulgação. O objetivo é extrair a análise, organizando-a e interpretando-a segundo os objetivos da investigação proposta (PIMENTEL, 2001).

De acordo com Bacellar (2006), para realizar uma pesquisa documental, é primordial desvendar sob quais condições o documento foi redigido, com qual propósito, por quem, ou seja, contextualizar o documento que se elegeu para análise. "Documento algum é neutro, e sempre carrega consigo a opinião de pessoas e/ou do órgão que o escreveu" (BACELLAR, 2006, p. 63).

Flick (2009, p. 232) sugere que o pesquisador deverá perguntar-se: "quem produziu esse documento, com que objetivo e para quem? Quais eram as intenções pessoais ou institucionais com a produção e o provimento deste documento ou desta espécie de documento".

Nesse sentido, o documento é o "campo" e necessita de uma objetivação relativa, não tratando como verdade o caráter normativo que deve possuir.

Bacellar (2006) enumera os passos importantes para a análise de um documento: leitura atenta e acurada ao material; apreensão e aprimoramento de técnicas de levantamento, seleção e anotação do que é interessante destacar e do registro de referências. O autor esclarece:

> Munido das armas e precauções dispostas anteriormente, de conhecimento prévio sobre o assunto [...] o pesquisador está pronto para prosseguir na análise e na interpretação de suas fontes. Já pode cotejar informações, justapor documentos, relacionar texto e contexto, estabelecer constantes, identificar mudanças e permanências e produzir um trabalho. (BACELLAR, 2006, p. 71).

Para Cellar (2008), antes de realizar uma análise em profundidade sobre o material, é importante uma análise preliminar e crítica sobre ele. Essa avaliação crítica constitui a primeira etapa de toda análise documental e se aplica a todas as dimensões da análise, avaliar o contexto social global no qual foi produzido o documento e em que os autores se baseiam. É imprescindível conhecer a conjuntura política, social, cultural e identificar pessoas e grupos sociais que propiciaram a produção de um determinado documento. A identificação dos autores é outra dimensão importante para a interpretação de um texto. Saber de que lugar falam os indivíduos, em nome de que grupos ou instituições, qual a posição desses autores para fazerem esta ou aquela observação e estabelecer determinado julgamento. Além disso, a natureza do texto a ser analisado deve ser esclarecida, se os textos podem ser classificados como de natureza teológica, médica ou jurídica, por exemplo. Por fim, deve-se ter cautela com os conceitos-chave inseridos no documento e delimitar adequadamente o sentido das palavras e conceitos (CELLAR, 2008).

Considera-se que, por meio do exame desse material, seja possível trazer contribuições importantes para o estudo desse tema. Para Godoy (1995, p. 21), "os documentos normalmente são considerados importantes fontes de dados para outros tipos de estudos qualitativos, merecendo, portanto, atenção especial".

A análise documental ainda é pouco utilizada na pesquisa qualitativa, mas nem por isso ela deixa de ser uma boa fonte de informações, que aliada a outras técnicas de coleta de forma complementar evidencia fatos novos (VÍCTORA *et al.*, 2000).

É de destaque que a palavra escrita ocupa lugar importante no âmbito da pesquisa qualitativa, principalmente no tocante à obtenção de dados e disseminação de resultados. Dessa forma, todos os dados de realidade possíveis podem e devem ser mobilizados para a compreensão do fenômeno estudado, o que significa que o presente livro não avaliou apenas os materiais textuais produzidos para o curso e pelo curso, mas a inserção do ambiente e de pessoas que produziram esse material textual. Isto é, analisaram-se, para além de documentos, os seus processos de produção.

> O interesse desses investigadores está em verificar como determinado fenômeno se manifesta nas atividades, procedimentos e interações diárias. Não é possível compreender o comportamento humano sem a compreensão do quadro referencial (estrutura) dentro do qual os indivíduos interpretam seus pensamentos, sentimentos e ações (GODOY, 1995, p. 63).

Tomando-se como característica da pesquisa qualitativa uma análise integrada de dados com vistas a captar o fenômeno tido como pressuposto da pesquisa e a diversa possibilidade de captação de dados, optou-se, como técnica de pesquisa, pela análise documental, de maneira não rigidamente estruturada, ao passo que documentos são importantes fontes de dados, principalmente de natureza primária e secundária (MILES; HUBERMAN,

1986). Para Mendoza (2000, p. 24, um documento histórico ou científico permite "reconstrução racional de um processo de pesquisa e/ou de desenvolvimento científico", podendo este ser primário, quando proveniente "diretamente do sujeito histórico", ou de suas coletâneas; ou secundário, ao não se enquadrar na primeira definição.

Para Victória, Knauth e Hassen (2000), a análise documental constitui uma técnica de coleta de dados que, apesar de não ser amplamente aplicada, é uma importante fonte de informação e produção de dados. Na análise documental, o entendimento de documento é amplo, incluindo materiais escritos, estatísticas e elementos iconográficos que envolvem o fenômeno de maneira quase que integralmente. Bailey (1982) defende esse ponto de vista como vantajoso ao permitir acesso a pessoas às quais não temos acesso físico. Além disso, elucida o autor que os documentos são uma fonte não reativa, carregando significados naturais de informação sob influência de seu contexto histórico, econômico e social, retratando e fornecendo dados desse mesmo contexto, não levando em conta a mudança de comportamento dos sujeitos ao longo do estudo.

> A pesquisa documental também se mostra vantajosa por permitir o estudo de um recorte temporal maior, assim como por contemplar os problemas a partir da própria compreensão e linguagem dos sujeitos envolvidos. Algumas dificuldades, no entanto, cercam as pesquisas de caráter documental e devem ser apontadas. Muitos documentos por ela utilizados não foram produzidos com o propósito de fornecer informações com vistas à investigação social, o que possibilita vários tipos de vieses. Exemplificando: documentos autobiográficos e artigos de jornais podem distorcer muitos pontos na tentativa de construir uma boa história. Ainda considerando os documentos escritos, é possível dizer que eles representam o ponto de vista de indivíduos que possuem habilidade para ler e escrever, uma vez que as populações que não conseguem lidar com esses bens culturais não terão oportunidade de registrar suas experiências e vivências dessa forma. A maioria dos documentos registra relatos verbais, não provendo informações sobre comportamentos não verbais, que, às vezes, são imprescindíveis para se analisar o sentido de determinada fala (GODOY, 1995, p. 22).

Além das dificuldades citadas, há o risco de os documentos não constituírem uma amostra representativa do fenômeno estudado, e a arbitrariedade na escolha destes pode complicar ou tendenciar sua codificação.

4.1.1 Seleção de Documentos: uma discussão

Para a seleção dos documentos em uma investigação de âmbito qualitativo, é requerida leitura acurada dos documentos, conforme recomenda Bacellar (2006, p. 58), como um fator crucial para o "levantamento, seleção, anotação do que é interessante e de registro das referências da fonte para futura citação". Dessa forma, a proposta é contemplar o registro de todos os dados, considerando as seções histórica e sociocultural do documento, quando redigido, conhecendo e compreendendo seus interesses, intenções e motivações.

> Munido das armas e precauções [...] de conhecimento prévio sobre o assunto [...] fruto de muita pesquisa bibliográfica a respeito do período estudado [...], o pesquisador está pronto a prosseguir na análise e na interpretação de suas fontes. Já pode cotejar informações, justapor documentos, relacionar texto e contexto, estabelecer constantes, identificar mudanças e permanências e produzir um trabalho. (BACELLAR, 2006, p. 71).

O contexto deste estudo trabalhou com fontes primárias, uma vez que o objeto de análise é o material produzido para o curso de formação de profissionais da saúde para atuação junto à população de rua.

Na pesquisa documental, três aspectos merecem atenção especial por parte do investigador: a escolha dos documentos, o acesso a eles e a sua análise. A escolha dos documentos não é um processo aleatório, mas se dá em função de alguns propósitos, ideias ou hipóteses. Evidentemente o acesso a documentos oficiais, como leis e estatutos, será mais fácil do que aqueles de uso particular de uma empresa ou os de caráter pessoal, como manuais e atas de reuniões. É possível imaginar que, quando o pesquisador trabalha com documentos não pessoais, torna-se mais fácil adquirir uma grande amostra.

Selecionados os documentos, o pesquisador deverá se preocupar com a codificação e a análise dos dados. Nessa etapa, o esforço do pesquisador deve ser duplo: entender o sentido da comunicação, como se fosse o receptor normal, e, principalmente, desviar o olhar, buscando outra significação, outra mensagem, passível de se enxergar por meio ou ao lado da primeira, buscando, assim: desmascarar os valores subjacentes; examinar a rede de comunicações formais; fazer o levantamento do repertório semântico; analisar os conceitos que permeiam as informações privilegiadas pelos documentos analisados (GODOY, 1995). Os conceitos apresentados como fonte de análise são os conceitos de cuidado-território, cuidado-processo de trabalho e organização do cuidado.

Dessa maneira, o pesquisador precisa se familiarizar com o conteúdo da pesquisa, organizando o material, estabelecendo um esquema de trabalho com procedimentos flexíveis e bem definidos, a partir de uma leitura flutuante. É nessa etapa que se estabelecem as hipóteses ou pressupostos da pesquisa qualitativa, bem como são elaborados indicadores para a orientação da interpretação do material.

Partindo das orientações hipotéticas e dos referenciais teóricos, iniciou-se a exploração do material num movimento contínuo da teoria para os dados levantados, e vice-versa, o que trará a possibilidade de levantamento de confirmações e refutações, levando o pesquisador à última fase de uma pesquisa documental: a inferência, que remete à condensação dos resultados em busca de padrões ou tendências explícitas e implícitas, sendo necessário cuidado extra com o conteúdo latente.

4.1.2 Proposta de Rotina de Análise para os Documentos

Após a coleta dos dados, selecionados os documentos, o pesquisador deverá se preocupar com a codificação e a análise dos dados. A organização e a análise dos dados das comunicações obtidas nesta pesquisa foram apoiadas nas técnicas da Análise Temática de Minayo.

A partir de Minayo (2013), a análise temática de conteúdo parte de uma leitura de primeiro plano dos documentos ou depoimentos, buscando atingir um nível mais intenso no entendimento das comunicações humanas. Ela comporta um feixe de relações, podendo ser apresentada por meio de uma palavra, de uma frase ou de um resumo. A análise temática foi organizada em três etapas, baseada em Minayo (2013).

A primeira etapa: pré-análise. Sintetizada em três questões, a escolha dos documentos submetidos à análise, a formulação dos objetivos e a elaboração de indicadores que colaborem no entendimento do material e baseiem a interpretação final. Na primeira fase, a pesquisadora fez uma leitura primária dos dados, obtendo um conhecimento inicial sobre todo o conteúdo disponível.

A segunda etapa: exploração do material. Nessa etapa, o pesquisador precisa se familiarizar com o conteúdo da pesquisa, organizando o material, estabelecendo um esquema de trabalho com procedimentos flexíveis e bem definidos a partir de uma leitura flutuante.

A terceira etapa: tratamento dos resultados obtidos e interpretação. Inicia-se uma fase de exploração do material e um compêndio de resultados, sendo necessário um cuidado calteloso com o conteúdo.

Ao longo do processo, foram estabelecidas notas de campo, progressivamente atualizadas a partir de reflexões que foram se tornando mais focadas a partir da imersão da pesquisadora. A narrativa temática deu-se pelo tópico geral ou pressuposto da pesquisa acerca do cuidado e das vertentes desse significante utilizadas e adicionadas ao evento da formação de profissionais de saúde na esfera, bastante específica, da educação a distância.

4.2 MATERIAL DIDÁTICO IMPRESSO

O material didático assume o papel de fio condutor de todo o processo, organizando o desenvolvimento e a dinâmica do ensino-aprendizagem. Sua produção, especialmente desenvolvida para cada curso e orientada pela ideia de ambiente de aprendizagem, possibilita uma diversidade de elementos que contribuem para a construção do conhecimento e desenvolvimento da autonomia do aluno.

Com tal objetivo, buscam-se estratégias de aprendizagem que desenvolvam as dimensões social e intencional desse processo, sempre na perspectiva da articulação dos diferentes contextos vivenciados pelo aluno e da reflexão sobre seu processo de trabalho, visando ao movimento prática-teoria-prática. É, portanto, um desafio oferecer metodologias que estimulem a busca de novos conhecimentos pelo aluno.

Nessa perspectiva, o material didático não precisa conter todos os conteúdos e todas as possibilidades de aprofundamento da informação oferecida. Mais do que ofertar todos os conteúdos, o material didático deve oferecer, em perspectiva interativa, aportes teóricos e metodológicos que motivem o aluno à busca de conhecimentos e o estimulem à construção de estratégias e ao desenvolvimento de competências profissionais. Tal orientação redefine o papel do aluno e do tutor no espaço da mediação dos saberes no processo de ensino-aprendizagem, uma dimensão que permite ao profissional estar em formação permanente.

> Em EaD, é o material didático quem faz a apresentação do aluno ao curso, o que exige uma esmerada produção em sua plataforma, que deve levar em conta a atratividade da primeira página, a facilidade na navegação, a objetividade, a interatividade nas tarefas e devolutivas pontuais. (ROSALIN, *et al.*, 2017, p. 819).

Esse material é fruto do trabalho compartilhado de uma equipe multidisciplinar formada por especialistas no tema do curso (autores e coordenadores), assessores pedagógicos, revisores, designers e coordenação da Educação a Distância (EaD). O diferencial do material didático do curso de CnaR é que ele está estruturado na problematização da prática de trabalho, a partir de textos disparadores, discussões, investigações, análise de situações, tendo como potência a provocação de reflexões, ao mesmo tempo em que instrumentaliza o trabalhador para o dia a dia do seu processo de trabalho, revelando um campo de práticas que se faz, de maneira simultânea, nas dimensões individuais e coletivas da saúde.

O curso é dividido em três Unidades de Aprendizagem. Na primeira unidade de aprendizagem ("Territórios e Redes"), a ideia é que o profissional realize uma aproximação com o território e possa refletir um pouco mais sobre esse lugar vivo, considerando suas particularidades e características, entendendo como a rede de cuidado está articulada, para, assim, pensar sobre a melhor forma de inserir suas ações nesse cenário, isto é, a rua.

A Unidade de Aprendizagem II ("Gestão do Processo de Trabalho") trabalha questões relativas à gestão do processo de trabalho e às peculiaridades da atuação com a população em situação de rua visando à potencialização das ações de cuidado junto a essas pessoas.

Na última unidade ("Cuidado à Pessoa em Situação de Rua"), as miniequipes, formadas ao longo do curso, elaboram um caso para o qual construíram um projeto terapêutico singular a partir de 11 tópicos de cuidado que foram trabalhados.

4.3 CADERNO DE ATIVIDADES COMO FONTE DE DADOS PARA PESQUISA DOCUMENTAL

Para a interpretação do documento, é essencial ter conhecimento da identidade, dos motivos e interesses da escrita da pessoa que se expressou. Assim como é fundamental saber como o documento chegou, como é sua conservação e como foi sua publicação. A leitura das entrelinhas também deve ser considerada para evitar interpretações falsas (CELLARD, 2008). O caderno de atividades foi construído para que o aluno tenha momentos de reflexão, para dialogar com sua realidade profissional sobre questões relacionadas ao seu território de atuação, assim como a gestão do seu processo de trabalho e cuidado oferecidos à população em situação de rua.

Um aspecto relevante que deve ser considerado no caderno de atividades é a escolha dos autores, que, em sua composição, são prioritariamente psicólogos e enfermeiros. Uma análise sobre essas profissões, especialmente atreladas ao cuidado, será desenvolvida no próximo capítulo.

4.4 INTERFACES ENTRE O MANUAL SOBRE O CUIDADO À SAÚDE JUNTO À POPULAÇÃO EM SITUAÇÃO DE RUA DO MINISTÉRIO DA SAÚDE E O CADERNO DO ALUNO

Esse manual inaugura um novo marco na atenção à saúde da População em Situação de Rua no Sistema Único de Saúde, pois se pretende ampliar o acesso e a qualidade da atenção integral à saúde dessa população, sendo a atenção básica um espaço prioritário para o fortalecimento no cuidado e na criação de vínculo na rede de atenção à saúde, possibilitando sua inserção efetiva no SUS, tendo como porta de entrada prioritária na Atenção Básica as equipes do Consultório na Rua. Sendo assim, considera-se importante traçar uma comparação entre o referido Manual e o Caderno de Atividades do Curso.

O Ministério da Saúde, ao eleger como modelo a criação de uma política pública de saúde para a população em situação de rua em convergência com as diretrizes da atenção básica e a lógica da atenção psicossocial com sua proposição de trabalhar a redução de danos, assume legitimamente a responsabilidade da promoção da equidade, garantindo o acesso dessa população a outras possibilidades de atendimento no SUS, com a implantação dos Consultórios na Rua.

Conforme amplamente discutido ao longo do referencial teórico construído como base deste estudo, o cuidado deve ser humanizado, singular, qualificado e longitudinal (AYRES, 2004). Nesse contexto, complexidade é a palavra de ordem ao passo que a visão do sujeito, como biopsicossocial, e a promoção da saúde nessas esferas devem permear tal lógica.

O "Manual sobre o Cuidado junto à População em Situação de Rua", primeiro documento oficial do Ministério da Saúde após a criação da Política Nacional para a População em Situação de Rua, preconiza a consideração dessa população como sujeitos biopsicossociais ao afirmar que

> Quando a população em situação de rua percebe o cuidado para consigo, é que você olha para a vida, e não só para a ferida, ela se deixa ver. A ferida ou a doença é mais do que a dor de estar doente, é a dor de existir na situação que provoca

> essa dor e sobreviver assim. Nossa capacitação técnica tem que ser acompanhada da nossa capacidade de acolher sem tantos critérios para excluir! (BRASIL, 2012, p. 27).

No entanto, o referido manual, baseado em práxis e experiências, não traz o saber-fazer sobre esse acolhimento, não discute questões como estigmatização dessa população, tratamento do viver na rua como desvio, o que acaba por deixar uma lacuna nos determinantes psicossociais da saúde.

Aqui se fazem necessários os parênteses de que a política de saúde não pode almejar dar conta de questões tão grandes e integrais, como a população em situação de rua. É preciso que se acene para outras políticas públicas, com ações concretas, para que esses sujeitos passem a ser sujeitos de direito, e não representantes do desvio e da estigmatização.

O tecnicismo biológico encontra-se justamente na organização de um material que traz a lógica do cuidado do corpo e suas prescrições para problemas nos pés, tuberculose, DST, HIV, AIDS, gravidez, doenças crônicas, uso de álcool e outras drogas, e saúde bucal da população em situação de rua.

Nesse contexto, uma questão permeou a análise documental: "Como o Profissional da Saúde deve lidar com a população em situação de rua sem estigmatizá-la, ao passo que os materiais disponíveis para orientação trazem patologias que podem acometer problemas específicos nas condições precárias de vida e de exclusão social dessa população?".

Em comparação ao manual citado, o Caderno do Aluno avança ao afirmar que a PSR tem questões ligadas ao corpo, aos afetos, à mente, ao social como indissolúveis e inseparáveis. Mas não seriam todos os seres constituídos, determinados ou forjados a partir dessa composição? Ao mesmo tempo, dentro de uma proposta de equidade, torna-se necessário um projeto terapêutico singular que leve em conta as condições de vida dessa população. O que se apresenta como diferencial, aqui, são os desafios para o trabalho de profissionais da saúde na construção de projetos terapêuticos com menos institucionalidades e que envolvam caráter multidisciplinar.

Embora esse mesmo material aponte a noção territorial como algo novo, e deva ser considerado numa análise que leve em conta os conceitos territoriais da Estratégia de Saúde da Família e da Política Nacional de Atenção Básica (em todas as suas versões), ele deve ser capaz de apontar, como propõe Milton Santos, a incorporação do espaço geográfico aos determinantes naturais e sociais da rua e de seus moradores, como suas interações são, ou deveriam ser, parte natural do trabalho dos profissionais de saúde. Contudo, a questão da estigmatização faz com que uma cortina de fumaça se crie e tal população seja "invisível", necessitando de uma política focal ou especial para que se cumpram os princípios de universalidade, integralidade e equidade.

No referido material, há pistas, mas não experiências concretas do trabalho na rua, ao serem abordadas questões referentes ao respeito e à construção de modos de vida que "não respondem ao imperativo dos padrões da sociedade, mas sim, àqueles que são construídos localmente, a partir de condições de desejos e necessidades da vida" (BRASIL, 2012, p. 50).

Tal caminho, embora superficialmente abordado pelo material, já compõe um diferencial que procura não estigmatizar ou classificar como desvio a vida na rua.

Outro diferencial do caderno de atividades, comparado ao Manual analisado, é que o primeiro faz menção à necessidade de um trabalho intersetorial para a efetivação de uma rede de serviços capaz de dar conta tanto da atenção à saúde quando da especificidade da população em situação de rua, visto a impossibilidade de trabalhar com tal parcela da população sem serem consideradas as vulnerabilidades sociais e a construção histórica da pobreza, como apresentado no início deste livro.

O curso foi uma aposta política na necessidade da atenção integral às pessoas em situação de rua. A qualidade da atenção em saúde diz respeito ao acesso e à integralidade do cuidado prestado. O cuidado integral se expressa na articulação entre as diversas instâncias responsáveis pela atenção, na organização dos processos de trabalho e na troca permanente de saberes e práticas geradas e aprimoradas no cotidiano dos serviços.

Levando em consideração a população em situação de rua, a integralidade é essencial pela complexidade e pelo grau de demanda acentuados dessa população. Não só por isso, mas também por toda uma lógica de oferta de cuidado que provoque e responsabilize a rede de equipamentos do território para que, de alguma forma, as demandas da população em situação de rua sejam atendidas, além de criar possibilidades de formação de redes sociais que tenham sustentabilidade e produzam, com isso, formas de produção da vida em território mais efetivas com os anseios que essa população em situação de rua tem, para adequar problemas e situações da melhor forma possível e aprimorar a sua qualidade de vida.

4.5 OBSERVAÇÃO DE EVENTOS

Na pesquisa qualitativa, a observação de eventos é considerada um recurso metodológico privilegiado por permitir estabelecer relações de proximidade com o ambiente e seus componentes. Além disso, permite a imersão no cotidiano do grupo, favorecendo a redução da relatividade à presença do observador, subsidiando a comparação entre práticas dos membros com os seus dizeres acerca de processos e situações, bem como fornecer um conhecimento das lógicas internas dos grupos em questão (MINAYO; ASSIS; SOUZA, 2005; CERES, 2011).

Para Angrosino e Pérez (2000), os papéis assumidos pelo pesquisador vão do participante-total, ou seja, aquele que se coloca imerso na vida do grupo que pretende conhecer; ao observador-total, quando o investigador omite sua condição de pesquisador, mas atua como agente externo, fora da cena de interação direta com os informantes. No caso da pesquisa que embasou esta tese, a pesquisadora atuou como observadora-participante, isto é, usou a observação como estratégia complementar à análise de documentos.

Assim, a observação se deu dentro do que Adler e Adler (1994) estabelecem como inserção do pesquisador como membro periférico, buscando-se a visão interna do grupo que construiu e coloca em prática as políticas para a população em situação de rua sem a participação em suas atividades constitutivas.

Vale ressaltar, conforme Ceres (2011), que a presença do observador interfere no comportamento dos indivíduos à medida que observador e observados são modificados pela dinâmica do trabalho de campo, dada sua interação, seja a partir de documentos ou eventos.

Por questões éticas, visando a preservar os sujeitos presentes em cada um dos espaços que acompanhei, mesmo que os eventos tenham sido públicos, optei por não identificar individualmente os profissionais de saúde envolvidos, e nem citar nominalmente as pessoas em situação de rua. Os nomes das pessoas que eventualmente aparecem citadas aqui são fictícios. Ao reproduzir os principais pontos levantados nos eventos, busquei reconstituir uma espécie de "representação coletiva", que estava sendo expressa no momento em que os participantes compartilhavam suas experiências.

4.6 ASPECTOS ÉTICOS

Esta obra centrou-se na análise de material documental de domínio público, sendo assim, não houve a necessidade de encaminhá-la ao comitê de ética.

Usando como base a Resolução n.º 510, de 7 de abril de 2016, não serão registradas nem avaliadas pelo sistema CEP/CONEP: II - pesquisa que utilize informações de acesso público, nos termos da Lei n.º 12.527, de 18 de novembro de 2011; III - pesquisa que utilize informações de domínio público.

Em relação aos eventos acompanhados, mesmo que eles fossem de acesso público, conforme já referido, houve o cuidado de não identificar os profissionais, assim como usar nomes fictícios para as pessoas em situação de rua, reiterando os princípios éticos de responsabilidade e respeito para com as pessoas envolvidas, cujas ideias compuseram o objeto da análise.

5

O CURSO DE FORMAÇÃO PARA EQUIPES DE CONSULTÓRIO NA RUA: TRAJETÓRIA E ESTRATÉGIAS DE ENSINO

5.1 CONSTRUÇÃO DE UMA EXPERIÊNCIA EDUCATIVA

O presente capítulo desenhou-se como uma pesquisa qualitativa que buscou compreender como se organizou o processo de formação de profissionais de saúde a partir da experiência da pesquisadora nas atividades desenvolvidas pelo curso.

A Escola Nacional de Saúde Pública Sérgio Arouca da Fundação Oswaldo Cruz, por meio da Coordenação de Educação a Distância (EaD/ENSP/FIOCRUZ) e do Centro de Saúde Escola Germano Sinval Faria (CSEGSF/ENSP/FIOCRUZ), em parceria com os Departamentos de Gestão da Educação na Saúde (DEGES/SGTES/MS) e de Atenção Básica (DAB/SAS/MS) do Ministério da Saúde, tornou pública, por meio de edital, as normas do processo de seleção para o preenchimento de vagas para alunos para o curso de Atenção Integral à Saúde de Pessoas em Situação de Rua (com ênfase nas equipes do Consultório na Rua — eCR), de Qualificação Profissional, na modalidade a distância, com encontros presenciais.

A primeira edição do curso ocorreu no ano de 2014 e ofereceu 447 vagas para alunos em modalidade de aperfeiçoamento, ou seja, o curso era destinado a profissionais que estivessem no exercício de uma determinada ocupação no âmbito das eCR ou da Rede de Atenção a Pessoas em Situação de Rua (correlacionada com a formação acadêmica), que pode até não significar uma profissão, mas um cargo ou função. Dessa maneira, ocupa campos específicos da atividade profissional, inclusive a docente, com carga horária mínima de 180 horas, conferindo certificado, desde que expedido por instituição de educação superior devidamente credenciada e que ministrou efetivamente o curso.

Entre seus objetivos se destacavam: qualificar equipes multiprofissionais; formar multiplicadores; e articular o Sistema Único de Saúde (SUS) e o Sistema Único de Assistência Social (SUAS). Vale ressaltar que esses objetivos vão ao encontro da preconização do cuidado humanizado, qualificado e longitudinal. O curso também entra no que Mattos (2009) propôs como sentido da integralidade, que se traduz no exercício de uma medicina integral, organizada no serviço de saúde, lançando mão de políticas especiais, quando necessário.

O paradoxo de se encarar a PSR como algo distópico também se reflete no edital do curso, uma vez que os requisitos para participação não passavam pelo interesse na temática enquanto profissional de saúde, mas no exercício posterior da profissão em eCR, conforme disposto no edital[4]:

Todos os profissionais devem, necessariamente, ser do território e da Rede de serviços onde a equipe do Consultório na Rua atua/trabalha, de preferência devem atuar/trabalhar junto às eCR ou ao cuidado à população em situação de rua. A inscrição dos profissionais deve seguir os seguintes critérios (3.1):

- 2 (dois) profissionais da equipe do Consultório na Rua (eCR), para equipes que sejam da Modalidade I, sendo 1 (um) de nível superior e 1 de nível médio. No caso de equipes das Modalidades II e III, serão 3 profissionais indicados, sendo, no mínimo, 1 (um) de nível superior e 1 de nível médio;
- 1 (um) profissional da Rede de Atenção Psicossocial (Centros de Atenção Psicossocial, nas suas diferentes modalidades; Unidade de Acolhimento; Serviços Residenciais Terapêuticos, entre outros);
- 1 (um) profissional da Rede SUAS (Centro POP; CREAS, Equipes de Abordagem Social; Abrigos ou demais serviços de acolhimento institucional; CRAS, entre outros);
- 1 (um) profissional da Atenção Básica (trabalhador ou gestor) ligado à UBS onde a equipe do Consultório na Rua esteja cadastrada (CNES);
- 1 (um) profissional da equipe de Consultório de Rua (criadas a partir do edital de 2010 da Coordenação Nacional de Saúde Mental, Álcool e Outras Drogas — MS), em municípios onde estas ainda estiverem funcionando.

[4] Edital para seleção de alunos, 2014. Disponível em: http://ensino.ensp.fiocruz.br/documentos_upload/edital1940v41.pdf.

Nesse modelo, engessa-se a possibilidade de formação de novas eCR e a construção de competência de forma a proporcionar que profissionais de saúde quebrem o paradigma da necessidade de um atendimento especializado dessa população, uma vez que um profissional de equipe de saúde da família qualquer que se mostrasse sensibilizado com a atenção à PSR não seria selecionado como aluno do curso.

No segundo edital, as mudanças são pequenas[5]. O número de vagas é ampliado para 500, o curso passa de 100 horas a distância para 140 horas e o período presencial é reduzido de 80 horas para 56 horas. Os objetivos permanecem exatamente os mesmos e a matrícula de alunos passa a ser vinculada à existência das equipes eCR cadastradas no CNES até o ano de 2015, o que acaba por demonstrar que políticas com tentativa de promoção da equidade correm o risco de se institucionalizarem como políticas focais ao passo que a desestigmação do morador de rua passa a ser retificada no momento em que são institucionalizados dispositivos de atenção à saúde específicos para ele.

Na primeira edição do curso, 373 alunos se matricularam e 301 concluíram o curso. Já na segunda oferta, dos 394 matriculados, 321 concluíram o curso. O comparativo de alunos por categorias profissionais encontra-se na tabela 1.

Tabela 1 – Consolidado da distribuição dos alunos por categoria profissional

Categoria profissional	**Psicólogos**	**Assistentes Sociais**	**Enfermeiros**	**Médicos**	**Agentes Sociais/ Agentes Comunitários de Saúde**	**Redutores de Danos**	**Auxiliares / Técnicos de Enfermagem**	**Terapeutas Ocupacionais**	**Outros**
1ª Oferta	70 (18,7%)	70 (18,7%)	83 (22,2%)	6 (1,6%)	22 (5,8%)	9 (2,4%)	32 (8,5%)	11 (3%)	70 (18,7%)
2ª Oferta	114 (29%)	108 (28%)	43 (11%)	29 (7%)	20 (5%)	17 (4%)	11 (3%)	11 (3%)	41 (10%)

Fonte: EaD/FIOCRUZ

O público a quem o curso se destinou envolveu profissionais da atenção básica, das equipes de Consultório na Rua (tanto de nível médio quanto superior), da assistência social e da saúde mental, que auxiliam ou articulam

[5] Edital para seleção de alunos, 2016. Disponível em: http://ensino.ensp.fiocruz.br/documentos_upload/edital1940v132.pdf.

as atividades da atenção integral referida. Sua abrangência foi nacional. Para os alunos de nível médio: certificado de qualificação profissional na categoria "Formação Continuada em Saúde". Para os alunos de formação superior: certificado em nível de aperfeiçoamento, ambos emitidos pela Escola Nacional de Saúde Pública Sérgio Arouca (ENSP).

Em 2014 a pesquisadora deste livro esteve atuando como tutora de um curso promovido pela Escola Nacional de Saúde Pública da Fiocruz/RJ, que é dirigido a profissionais de Atenção Básica e de Assistência Social, projeto denominado "Curso de Atenção Integral à Saúde de Pessoas em Situação de Rua". A ênfase é nas equipes de Consultório na Rua. O projeto é coordenado pelo Centro de Saúde Escola Germano Sinval Farias (CSEGSF/ENSP/FIOCRUZ), em parceria com a Coordenação de Educação a Distância (EaD/ENSP), e tem por objetivo principal a promoção de debates e reflexão com o público-alvo sobre temas relevantes ao cuidado oferecido à população em situação de rua. O objetivo é que eles possam encontrar as melhores maneiras de pensar e inserir suas ações no contexto da rua e junto às pessoas que vivem em condições de extrema vulnerabilidade.

Levando em conta o princípio da integralidade do SUS, que diz respeito tanto à atenção integral em todos os níveis do sistema como também à associação de saberes, práticas, vivências e espaços de cuidado, o curso foi concebido para que os diferentes profissionais que atuam nas equipes de Consultórios na Rua (eCRs) possam, de forma individual e coletiva, repensar suas práticas, ressignificar leituras, processos e concepções, com o propósito de favorecer a articulação entre o que é conhecido e prescrito pelas diretrizes técnicas e políticas dos programas públicos, os saberes especializados e a prática vivenciada no cotidiano de suas atuações profissionais. O curso foi estruturado a partir de encontros presenciais e por meio de um ambiente virtual de aprendizagem (modalidade de educação a distância).

Uma prática construída de forma dialógica, participativa, a partir dos significados e sentidos produzidos pelos alunos e tutores, que serão agentes na construção do processo de ensino-aprendizagem e na produção coletiva do conhecimento — objetivando, assim, a transformação da realidade por meio de sua análise crítica. Tal prática é mediada pelo ambiente educativo, ou seja, por um espaço permanente de interação e trocas. A potencialidade da proposta está justamente no encontro entre esses atores e na construção coletiva do conhecimento, a partir de suas realidades locais.

5.2 ENSINO A DISTÂNCIA: ESTRATÉGIA PARA A FORMAÇÃO DE TRABALHADORES DO SUS

O projeto da Universidade Aberta do Brasil (UAB), criado em 2005 pelo Ministério da Educação, tem como principal objetivo articular e integrar um sistema nacional de educação superior a distância, em caráter experimental, visando a sistematizar as ações, programas, projetos, atividades pertencentes às políticas públicas voltadas para a ampliação e interiorização da oferta do ensino superior gratuito e de qualidade no Brasil. A partir de tal iniciativa, passa-se a discutir o conceito de EaD como palco de aplicação de metodologias ativas capaz de reduzir a distância entre discentes e docentes justamente pelos princípios de exercício da autonomia do aluno, constituída na relação de liberdade bem orientada pelo mestre.

A palavra autonomia vai desenvolvendo novos avatares e, hoje, parece ser a palavra de ordem das propostas de educação a distância, pois o principal objetivo é o de facilitar o desenvolvimento da chamada aprendizagem autônoma. Nesse tipo de aprendizagem, o professor precisa assumir-se como recurso do aluno, uma vez que tal processo é centrado no aluno, que é identificado e se identifica como indivíduo autônomo e administrador dos conhecimentos adquiridos. Não por acaso, vários pesquisadores de EaD adjudicam a utilização dos recursos midiáticos como eixo norteador que facilitará o trabalho dos professores e dos alunos que se tornarão mestres a aprender a aprender (MERCADO, 1999, p. 105), ou então de se transformarem em professores reflexivos (ALARCÃO, 2005, p. 25). Nesse sentido, os professores devem ser formados e, principalmente, formar-se num ambiente educacional que valorize o exercício da criatividade e da reflexão como fundamentos da condição de ser autônomo. Um dos grandes desafios na proposta da educação semipresencial é manter vivo e integrado o espaço de interação, de forma que as pessoas se sintam motivadas e queiram continuar fazendo parte.

Ainda é possível dizer que o desafio na mediação, além da escuta qualificada, é o diálogo com uma função pedagógica, ou seja, ocupar o lugar de educador virtual, isto é, a distância, o que é muito desafiador.

A Educação a Distância é o processo de ensino-aprendizagem mediado por tecnologias nas quais professores e alunos estão separados espacial e/ou temporalmente. É um local de ensino/aprendizagem onde professores e alunos não estão normalmente juntos, fisicamente, mas podem estar conectados, interligados por tecnologias, principalmente as telemáticas, como a internet. Outro conceito importante é o de educação contínua ou continuada, que se dá no processo de formação constante, de aprender sempre, de aprender em serviço, juntando teoria e prática, refletindo sobre a própria experiência, ampliando-a com novas informações e relações (TORREZ, 2005).

A Educação a Distância pode ser realizada nos mesmos níveis do ensino regular, isto é, no ensino fundamental, médio, superior e na pós-graduação. É mais adequada para a educação de adultos, principalmente para aqueles que já têm experiência consolidada de aprendizagem individual e de pesquisa, como acontece no ensino de pós-graduação e, também, no de graduação. As tecnologias interativas, sobretudo, vêm evidenciando, na EaD, o que deveria ser o cerne de qualquer processo de educação: a interação e a interlocução entre todos os que estão envolvidos nesse processo.

Nesse contexto, a EaD se apresenta como alternativa economicamente viável, tornando-se uma peça-chave nas organizações de ensino. Peters (2003, p. 29) descreve que:

> Se acompanharmos a história da EAD, perceberemos que houve um desenvolvimento desde as primeiras tentativas singulares na antiguidade até a difusão inesperada e surpreendente desta forma de ensino e aprendizagem por todo o mundo na segunda metade do século XIX. Este desenvolvimento ficou dramático nos últimos 25 anos com o advento das universidades abertas e está no momento ocorrendo com uma velocidade de tirar o fôlego com a criação das universidades virtuais. Perscrutando o futuro poderíamos até predizer que este desenvolvimento irá se fortalecer [...] tornando-se uma parte indispensável de toda a educação superior na maioria das universidades de todo o mundo. Seu custo benefício relativo será decisivo neste processo, especialmente nos países em desenvolvimento.

Já nos atuais tempos de capitalismo transnacional, nos quais a chamada especialização flexível (SENNETT, 2004, p. 53) exige mudanças no processo educacional/formativo de tal modo que capacitem o trabalhador a adquirir habilidades necessárias para acompanhar a velocidade das inovações tecnológicas, recrudesce, concomitantemente, a preocupação dos governos que representam países de um baixo índice de estudantes universitários formados, tal como no caso do Brasil. É nesse contexto que se insere o escopo do governo brasileiro de criar o programa Universidade Aberta do Brasil (UAB) e os cursos de formação universitária a distância, tais como os cursos de pedagogia, administração, entre outros (ZUIN, 2006).

Duas outras possibilidades de analisar a educação a distância são apresentadas por Lapa (2005, p. 124). A primeira "está voltada para o mundo da vida e o fortalecimento da ação comunicativa e, em decorrência, do poder comunicativo e de esferas políticas públicas de expressão de demandas sociais das 'periferias' do sistema político"; a segunda, que a EaD "não tem nenhum compromisso, seguindo uma lógica instrumental e voltada para os sistemas, e procura, tendencialmente, 'colonizar' o mundo da vida".

Sobre esse aspecto, Lapa (2005) faz uma crítica ao afirmar que a Educação a Distância apresenta potencial para ser utilizada de modo a legitimar o sistema, por meio da colonização do mundo da vida, ou pode ser o lugar da expressão de esferas públicas, a partir de uma ação comunicativa em suas redes. Portanto, "a opção não passa por requisitos tecnológicos, e sim por uma questão de opção política dada em outro nível" (LAPA, 2005, p. 124).

5.2.1 A utilização da Educação a Distância pelo campo da Saúde Coletiva

Torrez (2005) e Carvalho (2000) elucidam que a utilização da EaD pela saúde pública vem ao encontro de razões contemporâneas como a necessidade de educação e formação continuada de profissionais de saúde. Nesse âmbito, há exigências programáticas e organizacionais com vistas a superar o "paradigma de conhecimento e prática fortemente hegemonizado pelo enfoque biomédico do processo saúde-enfermidade" (CARVALHO, 2000, p. 1).

Nesse paradigma, o supracitado autor defende que

> [...] a formulação das ações é privativa da esfera técnica, espaço onde os atores profissionais desenvolvem suas práticas sempre em ambientes institucionais verticalizados e padrões laborais altamente normatizados. Nesse modelo, tanto a formação de profissionais quanto a educação da sociedade para a saúde são fortemente marcados pelo modelo instrutivista de educação.

Com o advento da incorporação das Ciências Sociais e a ampliação da dimensão e transição da Saúde Pública para a Saúde Coletiva, o campo de conhecimento da saúde se torna mais acolhedor e compreensivo. A intersubjetividade emerge requalificando os marcos conceituais em saúde, que passam a ser compreendidos, estudados e construídos a partir de uma perspectiva interdisciplinar. Em síntese, "pode-se dizer que as tendências atuais de mudança nos sistemas de saúde apontam para um novo modelo assistencial (promoção da saúde e integralidade da atenção) e para um novo desenho institucional (descentralização e participação social)", conforme Carvalho (2000, p. 2).

Tais mudanças refletem profundamente no campo pedagógico, uma vez que a clientela, composta por atores da saúde, inclui cidadãos e usuários que se deparam com problemas complexos e baixo grau de estruturação, o que acarreta a necessidade de produção de soluções criativas, trabalho em equipe, aprendizado permanente, adaptação rápida e resposta a situações cada vez mais novas. Ainda nesse cenário, a complexidade do processo descrito se dá em escala larguíssima na qual as novas estratégias e tecnologias de informação e comunicação surgem como alternativas de apoio ao paradigma coletivo de saúde viabilizando propostas centradas na aprendizagem, "a serviço da formação do indivíduo, profissional de saúde ou cidadão-usuário, como sujeito autônomo no aprender e no exercer ações de saúde pública" (CARVALHO, 2000, p. 3). Com isso,

> [...] emerge uma reforma pedagógica do fazer e ensinar em saúde direcionada a uma educação aberta e a distância, numa concepção que articule formação inicial e ao longo da vida, [...] estabelecendo fortes laços entre a ação educacional e a ação laboral (CARVALHO, 2000, p. 4).

A entrada do paradigma da EaD significa, sobremaneira, a socialização de práticas que impulsionam a produção do conhecimento e a construção de vínculos e responsabilidades com a construção do conhecimento que reflita sobre objetos políticos e pedagógicos.

> Entendemos que as experiências em educação a distância sejam complementares ou parte integrante dos currículos de graduação ou pós-graduação, não podem ignorar os processos, as diretrizes, os movimentos políticos que promovem a política de educação para o SUS, o que implica de forma especial nas instituições promotoras dessa modalidade. (TORREZ, 2005, p. 179).

Considera-se, para tanto, que os processos formadores se adéquem aos contextos, levando em conta limites e possibilidades contemporâneas para a superação das distâncias culturais, sociais, técnico-científicas, tecnológicas, geográficas e físicas presentes na sociedade, oferecidas pelas múltiplas formas de educar/educar-se que passaram a existir, além da modalidade presencial. A Educação a Distância passa a ser vista como "parte de um processo de inovação educacional mais amplo que é a integração das novas tecnologias de informação e comunicação nos processos educacionais" (BELLONI, 2002, p. 123).

5.3 ASPECTOS DA EDUCAÇÃO A DISTÂNCIA NA FIOCRUZ: LIMITES E POSSIBILIDADES

A seguir, será visto como a Escola Nacional de Saúde Pública Sérgio Arouca (ENSP) defende a proposta de ensino por meio de seu departamento de Ensino a Distância (LOPES, 2014).

A proposta educativa tem como referência uma concepção político-pedagógica como a que define e inspira caminhos. Em seu bojo, inspirada pelos compromissos ético-políticos da saúde e do SUS, tem como base conceitual e metodológica a premissa de que não existe educação sem cultura ou contexto histórico-social, e que o trabalho humano é constituinte e determinante. Por conseguinte, tal proposição vai de encontro a uma visão mecanicista e pretensamente neutra dos conteúdos de método de ensino-aprendizagem e compreende a formação profissional como um processo humanizado. Conforme tal concepção, o ser humano se insere nas práticas educativas em saúde como protagonista, ou seja, ator do controle social sobre as políticas de saúde.

Os referenciais político-pedagógicos que orientam a ação da EaD/ENSP/FIOCRUZ sustentam-se na compreensão de que não existe educação sem cultura, sem contexto histórico-social, do qual o trabalho humano é constituinte, e de que a formação profissional é um processo humanizado. Esses referenciais indicam que as práticas educativas precisam ter como princípio fundamental o pensamento crítico-reflexivo, fundamentado no conceito de atividade consciente, no qual as ações intencionais do docente-tutor e do aluno visam à resolução de problemas do mundo real, em diversas instâncias: técnica, interpessoal, política, social, individual e coletiva, entre outras.

Desses referenciais decorrem opções por metodologias dialógicas do processo de aprendizagem, cuja premissa essencial é a de que alunos e tutores são agentes ativos na construção coletiva do conhecimento, isto é, constroem significados e definem sentidos de acordo com a representação que têm da realidade, com base em suas experiências e vivências em diferentes contextos sociais. O respeito e o resgate dos saberes prévios dos sujeitos constituem princípios dos mais consensualmente praticados nesses anos de existência da EaD/ENSP/FIOCRUZ.

No processo de ensino-aprendizagem, que possui como base os referenciais já apontados, a interdisciplinaridade pode ser alcançada na apresentação de problemas reais enfrentados pelos alunos e docentes cotidianamente e no desenvolvimento de seus processos de trabalho. Por interdisciplinaridade entende-se:

> [...] a integração das disciplinas do currículo escolar entre si e com a realidade, de modo a superar a fragmentação do ensino, objetivando a formação integral dos alunos, a fim de que possam exercer criticamente a cidadania, mediante uma visão global de mundo, e serem capazes de enfrentar os problemas complexos, amplos e globais da realidade atual. (LUCK, 1994, p. 64).

Ainda em coerência com os referenciais político-pedagógicos, a EaD/ENSP/FIOCRUZ pretende promover o melhor ambiente para a interação, possibilitando o acesso do aluno a uma série de recursos didáticos tecnológicos, como: cadernos do aluno, textos básicos, listas de discussão, fóruns, atividades, estudos de casos, situações-problema, sequências problematizadoras, construção coletiva em pequenos grupos e trabalhos de conclusão de curso focados na intervenção sobre a realidade local e gerados com base no processo de trabalho do aluno.

A avaliação da aprendizagem ocorre numa perspectiva formativa que enfatiza o processo, as atividades individuais e em grupo e o impacto sobre a relação ensino-serviço. Além disso, retrata os níveis diferenciados de avanço pedagógico possível no contexto de produção e desenvolvimento de cada curso. Portanto, a avaliação se dá durante todo o processo pedagógico, pois está a serviço deste e oferta caminhos e possibilidades para o aluno ampliar sua autonomia, problematizar e transformar suas práticas.

Desse modo, a EaD/ENSP/FIOCRUZ concebe a educação como uma prática social construída por meio da participação, do diálogo e dos significados produzidos entre os sujeitos. Além disso, para concretizar esses princípios, a EaD/ENSP/FIOCRUZ apoia-se em três pilares interdependentes que interagem durante o processo de aprendizagem dos alunos: sistema de tutoria; ambiente virtual de aprendizagem; e material didático impresso.

5.3.1 O Ambiente Virtual de Aprendizagem

A utilização de ambientes virtuais de aprendizagem, independentemente da real possibilidade de acesso de alguns alunos, apresenta-se como uma estratégia para ampliar a interatividade entre os sujeitos e o acesso a materiais complementares e, ainda, para propiciar a inclusão digital. A experiência mostra que a oferta àqueles que ainda não dispõem de tal tecnologia favorece a busca por inclusão e aperfeiçoamento tecnológico.

O ambiente virtual de aprendizagem utilizado pela EaD/ENSP/FIOCRUZ foi concebido com base no software Viask (Virtual Institute of

Advanced Studies Knowledge), entendido como ferramenta para o desenvolvimento de um dinâmico processo educativo a distância. Ele possibilita o contato permanente entre o aluno e outros atores da EaD/ENSP/FIOCRUZ (tutores, coordenadores, orientadores, secretaria).

Figura 2 – Ambiente Virtual de Aprendizagem (FIOCRUZ)

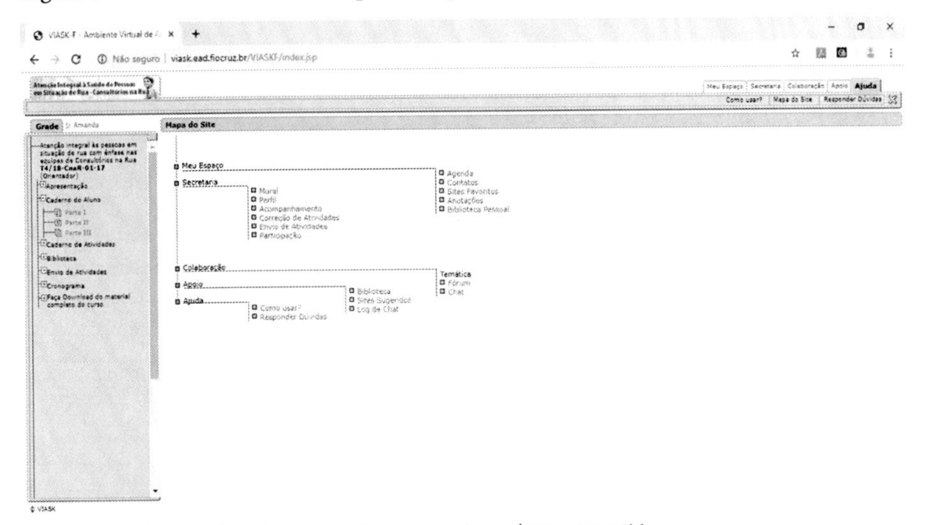

Fonte: Plataforma de Educação a Distância (EaD/FIOCRUZ)[6]

O conjunto de telas que compõe o ambiente permite a navegação, a utilização de ferramentas interativas de comunicação, a consulta a documentos na biblioteca virtual e o recebimento de informações sobre o curso. Também é por intermédio do ambiente virtual de aprendizagem que o aluno pode obter informações sobre o seu desempenho; acessar as atividades que irá realizar; enviá-las ao tutor para avaliação e acompanhamento; participar de fóruns de discussão e de chats; utilizar novos documentos da biblioteca virtual para estudos e pesquisas; inserir links de seu interesse; e conhecer o cronograma do curso.

[6] Disponível em: http://www.ead.fiocruz.br/cursos/2339.

Figura 3 – Tela de apresentação do curso (Ambiente Virtual de Aprendizagem)

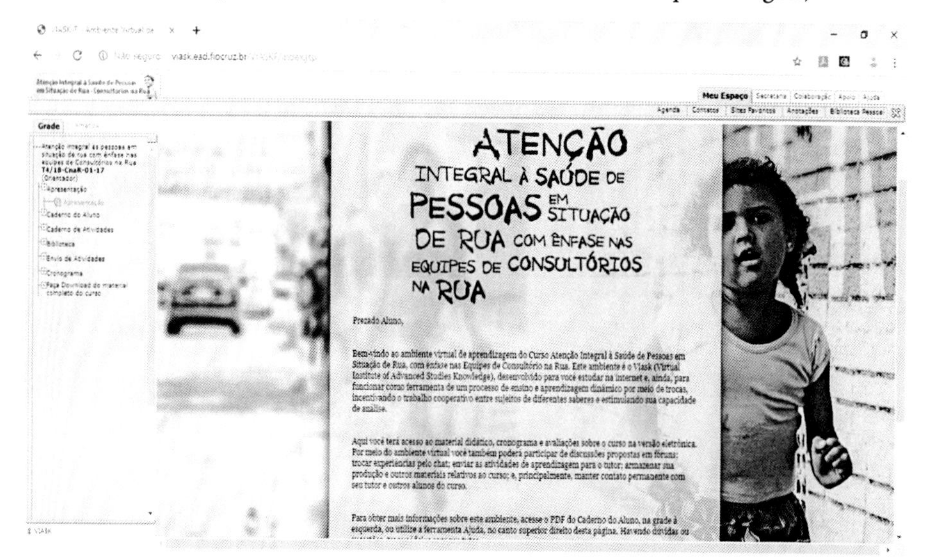

Fonte: Plataforma de Educação a Distância (EaD/FIOCRUZ)[7]

A participação nos fóruns ainda é um desafio. Muitos alunos relataram que acham os fóruns "chatos", ainda que reconheçam a potência deles. Um dos grandes desafios do tutor é fazer com que os fóruns sejam espaços de ensino-aprendizagem, articulando os conteúdos das Unidades de Aprendizagem com os contextos concretos do processo de trabalho, fazendo com que esses espaços não sejam apenas locais burocráticos para cumprimento de tarefas, mas que sejam entendidos como sendo espaços centrais e potentes para construções, problematizações e reflexões acerca dos processos de trabalho, bem como local para trazer dúvidas e sugestões.

> O fórum é um espaço de discussão assíncrono, via 'Web', no qual pode-se criar tópicos, para debate diferenciado, em cada disciplina/módulo e outras subdivisões — gerais ou específicas — que se queira. A relevância pedagógica do fórum é a de ser um espaço sempre aberto a trocas, para enviar e receber comunicações, em qualquer dia e horário, com possibilidade de comparar as opiniões emitidas, relê-las e acrescentar novos posicionamentos, e, inclusive, armazenar/anexar documentos do Word, Power Point ou outros. Fórum é o lugar para fomentar debates, aprofundar ideias, lançando questões ou respondendo, estimulando

[7] Disponível em: http://www.ead.fiocruz.br/cursos/2339.

> a participação e o retorno dos alunos, ficando registradas nominalmente, datadas e visíveis, as contribuições de todos os participantes cadastrados. (FARIA, 2002, p. 134-135).

Os fóruns têm a finalidade de promover a interação, potencializando a aprendizagem de forma colaborativa, por intermédio da troca de mensagens como: perguntas, respostas, debates, negociações, consensos e sínteses de temas nas unidades de aprendizagem. O propósito dos fóruns é de fomentar práticas de diálogo que resultem em uma perspectiva mais ampliada, na melhoria da atenção à saúde e do acesso da população aos serviços de saúde em todo o território nacional. A partir das respostas que os alunos participantes dos cursos deixaram nos fóruns de discussão, é possível apreender como os profissionais ligados aos Consultórios na Rua vêm executando e refletindo sobre tal programa.

Figura 4 – Fórum de Aprendizagem

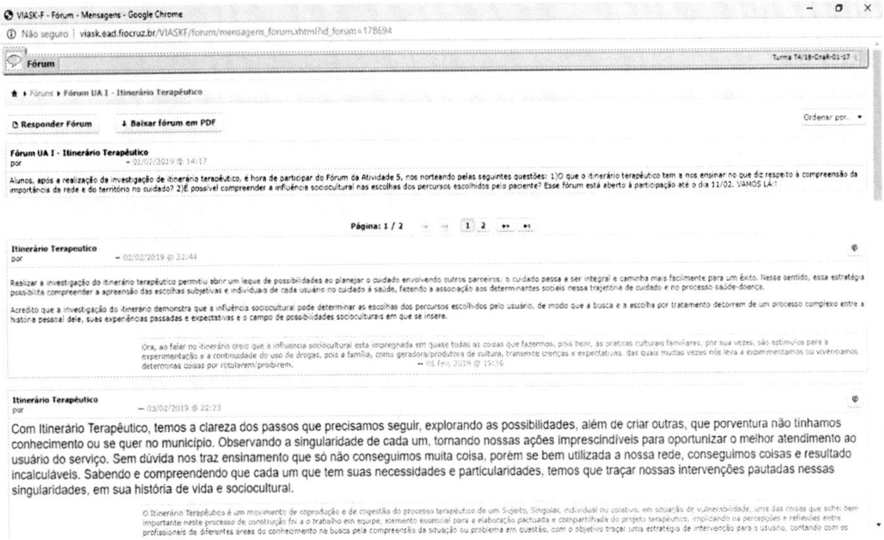

VIASK-F - Fórum - Mensagens - Google Chrome

Não seguro | viask.ead.fiocruz.br/VIASKF/forum/mensagens_forum.xhtml?id_forum=178694

Fórum — Turma T4/18-CnaR-01-17

Fóruns ▸ Fórum UA I - Itinerário Terapêutico

Responder Fórum | Baixar fórum em PDF | Ordenar por...

Fórum UA I - Itinerário Terapêutico
por – 01/02/2019 @ 14:17

Alunos, após a realização da investigação de itinerário terapêutico, é hora de participar do Fórum da Atividade 5, nos norteando pelas seguintes questões: 1)O que o itinerário terapêutico tem a nos ensinar no que diz respeito à compreensão da importância da rede e do território no cuidado? 2)É possível compreender a influência sociocultural nas escolhas dos percursos escolhidos pelo paciente? Esse fórum está aberto à participação até o dia 11/02. VAMOS LÁ!!

Página: 1 / 2 1 2

Itinerário Terapeutico
por – 02/02/2019 @ 22:44

Realizar a investigação do itinerário terapêutico permitiu abrir um leque de possibilidades ao planejar o cuidado envolvendo outros parceiros; o cuidado passa a ser integral e caminha mais facilmente para um êxito. Nesse sentido, essa estratégia possibilita compreender a apreensão das escolhas subjetivas e individuais de cada usuário no cuidado à saúde, fazendo a associação aos determinantes sociais nessa trajetória de cuidado e no processo saúde-doença.

Acredito que a investigação do itinerário demonstra que a influência sociocultural pode determinar as escolhas dos percursos escolhidos pelo usuário, de modo que a busca e a escolha por tratamento decorrem de um processo complexo entre a história pessoal dele, suas experiências passadas e expectativas e o campo de possibilidades socioculturais em que se insere.

> Ora, ao falar no itinerário creio que a influencia sociocultural esta impregnada em quase todas as coisas que fazemos, pois bem, as práticas culturais familiares, por sua vezes, são estímulos para a experimentação e a continuidade do uso de drogas, pois a família, como geradora/produtora de cultura, transmite crenças e expectativas, das quais muitas vezes nós leva a experimentamos ou vivenciamos determinas coisas por rotularem/proibirem. – 05 Fev, 2019 @ 19:26

Itinerário Terapêutico
por – 03/02/2019 @ 22:23

Com Itinerário Terapêutico, temos a clareza dos passos que precisamos seguir, explorando as possibilidades, além de criar outras, que porventura não tinhamos conhecimento ou se quer no municipio. Observando a singularidade de cada um, tornando nossas ações imprescindíveis para oportunizar o melhor atendimento ao usuário do serviço. Sem dúvida nos traz ensinamento que só não conseguimos muita coisa, porém se bem utilizada a nossa rede, conseguimos coisas e resultado incalculáveis. Sabendo e compreendendo que cada um que tem suas necessidades e particularidades, temos que traçar nossas intervenções pautadas nessas singularidades, em sua história de vida e sociocultural.

> O Itinerário Terapêutico é um movimento de coprodução e de cogestão do processo terapêutico de um Sujeito, Singular, individual ou coletivo, em situação de vulnerabilidade, uma das coisas que achei bem importante neste processo de construção foi a o trabalho em equipe, elemento essencial para a elaboração pactuada e compartilhada do projeto terapêutico, implicando na percepções e reflexões entre profissionais de diferentes áreas do conhecimento na busca pela compreensão da situação ou problema em questão, com o objetivo traçar uma estratégia de intervenção para o usuário, contando com os

Fonte: Plataforma de Educação a Distância (EaD/FIOCRUZ)[8]

Nesse sentido, vale ressaltar a importância de se construir momentos de interação e troca entre as diversas turmas no AVA, extrapolando o grupo restrito de cada turma de alunos. Certamente, tal espaço fortaleceria uma integração mais ampla entre os profissionais do CnaR em todo o país, o que

[8] Disponível em: http://www.ead.fiocruz.br/cursos/2339.

pode ser um importante elemento de defesa desse serviço público, isto é, proporcionar um debate que favoreça a integração dos alunos e a possibilidade de se relacionarem com diferentes práticas e desafios, auxiliando a análise sobre os processos de trabalho e cuidado com os usuários.

5.3.2 O Sistema de Tutoria

O tutor, que é o docente a distância, exerce papel fundamental como mediador na relação pedagógica e como facilitador do processo de ensino-aprendizagem. A mediação acontece por meio das interações possíveis, educadores-educandos, educandos-educandos, educandos e educadores com o mundo, favorecidas nos processos educacionais que utilizam as tecnologias de comunicação e de informação.

O papel do tutor, enquanto docente, é assumir integralmente o apoio no processo de aprendizagem dos alunos; identificar as diferenças de trajetórias dos alunos, respeitando ritmos próprios, integrando o aluno e auxiliando-o a enfrentar desafios; desenvolver procedimentos que garantam a interação e a comunicação mediatizada, com ênfase no diálogo; propor e avaliar estratégias didáticas diferenciadas que contribuam para o aluno organizar sua aprendizagem; avaliar o desempenho de cada aluno no curso, promovendo ações complementares que permitam a superação de possíveis dificuldades encontradas; analisar, selecionar e utilizar outras tecnologias, além das previstas para o curso, que possam complementar o processo de formação do aluno.

O papel desempenhado pelo tutor é decisivo para propiciar um ambiente favorável à aprendizagem, com estímulo à reflexão, à crítica e ao desenvolvimento das competências esperadas. Também é responsabilidade do tutor realizar a avaliação dos alunos, discutindo aspectos relevantes para um melhor desempenho, propondo mudanças, aprofundamentos, novas leituras, ou até mesmo sugerindo que o aluno refaça e reenvie alguma atividade.

> A circulação de informações nas comunidades virtuais é de natureza diferente da clássica transmissão de informações. No caso, não se tem um mediador que transmita informações a participantes passivos, simples receptores de informações. No espaço da comunidade virtual de aprendizagem, o conhecimento é construído a partir de interação dos indivíduos, por intermédio de colaborações e cooperações que vão sendo constantemente analisadas. (SILVA; COELHO; VALENTE, 2009, p. 216).

A relação individual com o tutor é imprescindível e acontece, sobretudo, por meio do ambiente virtual de aprendizagem. Também é nesse ambiente que ocorre a mediação pedagógica do tutor, durante as atividades coletivas de troca de experiências e de discussões temáticas. No entanto, a comunicação pode ser feita por outros meios (telefone, fax, correios) e outras ferramentas de internet (e-mail, Skype, WhatsApp etc.), caso seja necessário.

O processo de tutoria deve ser centrado no aluno, criando espaço para ruptura com a relação hierarquizada, formando profissionais e sujeitos reflexivos capazes de perceber a complexidade presente nos casos apresentados nas Unidades de Aprendizagem. Sendo assim, é possível apontar como elemento primordial para o exercício da docência a distância a capacidade de escrita sintética e clara, não deixando margem para dupla interpretação, o que representa um grande desafio, visto que a tutoria docente é exercida por meio da linguagem essencialmente escrita.

Para subsidiar o trabalho do tutor nessa perspectiva, é desenvolvida, ao longo de todo o processo educativo, uma formação permanente dos tutores, alicerçada na ideia de um exercício crítico, criativo e reflexivo que se processa em diferentes espaços, tempo e contextos, com a participação de mais um ator: o orientador de aprendizagem, especialista na área temática do curso.

O percurso pelas atividades do curso de CnaR é construído a partir da mediação de tutores e alunos, esses alunos são divididos em "miniequipes" constituídas com base na sua proximidade geográfica. Sendo esse um diferencial importante, tendo em vista que problemas variam muito de um território para o outro. O tutor é um ator fundamental nesse processo de condução dos alunos, levando-os a aprender a atuar de forma intersetorial e coletiva, articulando profissionais da assistência social e saúde, com inserções diversas, sendo esse um eixo fundamental para potencializar a prática do conceito de integralidade da atenção.

5.4 DILEMAS ENVOLVIDOS NO INTERVIR E PESQUISAR

Em 2014, no primeiro encontro presencial do curso, promovido em São Paulo, a pesquisadora deste livro atuou como tutora de equipes formadas por profissionais que trabalham nos consultórios de rua na cidade do Rio de Janeiro (nas regiões de Manguinhos, Jacarezinho e Centro) e Niterói. Na primeira fase, os trabalhos com os alunos foram desenvolvidos a partir de textos e relatos acerca das especificidades da população em situação de rua e das vulnerabilidades a que estão sujeitas. Apesar de a docência não ser novidade para a pesquisadora, a experiência com a temática que seria debatida era ainda bastante incipiente. A expectativa era poder aprender com os alunos também a partir do diálogo e do compartilhamento de cada uma de suas práticas.

Durante a pesquisa, foi observado que é fundamental, durante todo o processo, uma escuta qualificada dos sujeitos e de suas singularidades, bem como do contexto grupal. Embora a distância para a pesquisa tenha sido mantida, como preconiza Velho (2009), a familiaridade e, inclusive, a concordância da pesquisadora com a proposta do curso perpassou toda a pesquisa. Tendo em vista que a ciência não pretende ser neutra e que a pesquisa qualitativa assume essa não neutralidade como prerrogativa, tudo isso foi tomado como um dado, o que foi deixado claro nas análises realizadas.

O primeiro encontro presencial ocorreu no centro da cidade de São Paulo, Hotel Excelsior, e contou com a presença de uma orientadora de aprendizagem e de dez tutores. Eram esperados 232 alunos de diversas cidades dos estados de São Paulo, Rio de Janeiro, Espírito Santo, Minas Gerais e Bahia. As turmas teriam, então, uma média de 22 alunos cada uma. Os alunos presentes eram trabalhadores de diferentes setores da rede de apoio às pessoas em situação de rua, o que contribuiu de forma positiva para a troca de experiências e reflexão, principalmente, acerca do trabalho em rede intersetorial. Participaram gestores (do município e das organizações sociais), assistentes sociais, psicólogos, técnicos de enfermagem, enfermeiros, médicos, auxiliares de enfermagem e agentes comunitários de saúde, compondo equipes dos seguintes dispositivos da rede intersetorial: Consultório na Rua, Unidade Básica de Saúde (UBS), Centro de Referência Especializado em Assistência Social (CREAS), Centro de Atenção Psicossocial, Centro de Atenção Psicossocial — Álcool e Drogas (CAPS-AD), Centro de Referência Especializado para População em Situação de Rua (CENTRO POP) e Unidades de Pronto Atendimento (UAPS).

Nesse primeiro encontro, os alunos avaliaram positivamente o conteúdo do curso, tanto no que diz respeito ao caderno do aluno quanto ao de atividades. Também trouxeram a possibilidade do encontro presencial como fortalecedor do processo de ensino-aprendizagem, devido às trocas possíveis naquele momento. No entanto, colocaram que o conteúdo é denso e que poderiam ter mais tempo para a leitura e discussão do material. Grande parte dos alunos demonstrou, inicialmente, dificuldade no manejo da Plataforma Virtual de Aprendizagem. Alguns, por pouca familiaridade, inclusive com o equipamento computador, outros por não conhecerem a plataforma. No entanto, nas salas onde foi possível utilizar a apresentação do vídeo (tutorial) e o data show, essa situação foi contornada a partir do debate sobre as dúvidas, ficando os alunos mais tranquilos e mais aptos a manejarem as ferramentas mais usadas no Ambiente Virtual de Aprendizagem (AVA).

Cabia à pesquisadora deste livro atuar como tutora e assumir integralmente o apoio ao processo de aprendizagem dos alunos. Uma das principais dificuldades era estar atenta e identificar as diferentes trajetórias de cada um dos alunos, para que o auxílio pudesse ser feito com respeito aos ritmos próprios dos discentes, buscando a valorização de cada progresso na aprendizagem e ajudando-os individualmente a enfrentar os desafios impostos pelo curso. Buscou-se garantir a interação e a comunicação mediatizada entre os alunos, para que o diálogo entre todos pudesse ser mantido e aprimorado. Nem sempre era fácil garantir a participação de todos. Além disso, buscou-se desenvolver estratégias didáticas diferenciadas para organizar a aprendizagem dos alunos e avaliar o andamento de cada um deles no decorrer do curso. Dessa forma, articular, com as propostas de atividades já preestabelecidas, diálogos, problematizações, temáticas complementares, sistematizações de forma a provocar o desenvolvimento de cada um e do grupo como um todo.

Mesmo diante das possibilidades que a sala virtual de aprendizagem proporciona, é nos momentos presenciais que as reflexões são mais aprofundadas e o intercâmbio entre as realidades locais funciona como um importante fermento para o curso. Os encontros presenciais são vistos como fator positivo para nortear, alinhar e reforçar os vínculos entre todos os envolvidos nesse processo: alunos, tutores, orientadores e coordenação. Esse ponto tem sido central nas falas dos alunos, como sugestão de que poderiam ter um último encontro ao final de todas as unidades, com todas as turmas, a exemplo do primeiro encontro, que sempre acontece com todas as turmas juntas. É perceptível o quanto o presencial mobiliza e motiva para o curso. Os vínculos têm sido essenciais na construção da aprendizagem.

Além de ser uma atividade burocrática, em que é necessário dar conta dos prazos, do preenchimento de relatórios etc., o exercício da tutoria constituiu-se em uma atividade de constante vínculo com os alunos, de manter o aluno participativo nas atividades coletivas e individuais, procurando cumprir um cronograma de datas estabelecidas, sempre levando o aluno à reflexão de suas práticas, por meio das discussões coletivas e das leituras do material didático. A relação da pesquisadora com os discentes sempre foi de muita proximidade. Mesmo num curso de modalidade semipresencial, era possível se manter presente, a partir de mensagens pela Plataforma, ligações telefônicas e, até mesmo, encontros presenciais, além dos estabelecidos pelo curso. No geral, a turma constituiu um grande desafio, pois ela era composta por profissionais muito dedicados ao processo de trabalho na rua, porém, pouco participativos nas atividades propostas pelo curso. O exercício da tutoria foi, na verdade, a arte de criar vínculos. Os relatos de profissionais, descritos a seguir, ilustram essa situação:

Um médico relatou a história de um paciente paulista com seus 62 anos de idade que vivia em condições precárias, em um barraco na beira de um rio. Procurou os serviços de saúde quando teve o dedo mordido por um rato. A partir de então, foi acompanhado por uma equipe de Consultório na Rua. Os agentes sociais foram a sua casa, mataram muitos ratos e o ajudaram a melhorar, um pouco, o espaço em que vivia. Também passou a fazer tratamento para tuberculose e foi acompanhado por profissionais da equipe, durante meses, em consultas e exames de pneumologia, urologia e oftalmologia. A partir de um forte vínculo criado com os membros integrantes do Consultório na Rua que o atendiam, esse senhor se curou da tuberculose e acessou outros direitos, como documentação, benefício do INSS, uma moradia salubre etc. O médico relata que, a partir desse caso, ele pôde perceber melhor como a cultura, as relações sociais e econômicas, as condições de vida e a disponibilidade/acesso aos serviços fundamentais agiam como determinantes no processo de doença/saúde dos usuários. O profissional, em seu relato, ressaltou ainda que foi o trabalho integrado da equipe, buscando o atendimento às diferentes demandas do paciente, que propiciou a reabilitação desse paciente, construindo sua autonomia da cidadania e reintegração social.

Um enfermeiro que atua no Consultório na Rua, na cidade do Rio de Janeiro, relatou a história de outro paciente, com 45 anos, que se encontrava muito adoecido e convalescia em um quarto abandonado, sem quaisquer condições de salubridade. Após avaliarem seu quadro *in loco*, os membros da equipe constataram que o paciente precisava de cuidados médicos contínuos e tentaram levá-lo até um hospital para internação. Mesmo depois de muitas horas esperando, o paciente não conseguiu ser internado e foi expulso da instituição, sendo encontrado caído em uma rua próxima à base do Consultório na Rua. Os integrantes da equipe então decidiram cuidar dele a partir dos recursos dos quais dispunham. Receitaram remédios, limparam o quarto onde o paciente vivia e tentaram deixá-lo mais arejado. Também negociaram com o restaurante popular da região a disponibilização diária de refeições para que o paciente pudesse se alimentar regularmente. Depois de algum tempo, esse paciente conseguiu se restabelecer e passou ao tratamento de tuberculose e HIV. O relato do enfermeiro enfatiza como é árdua e intensa sua jornada e de seus colegas nos Consultórios na Rua, e como é difícil executar uma das diretrizes desse programa, aquela de abrir espaço para rua na rede de saúde e em outras políticas públicas. Para ele, muitas vezes, era preferível resolver algumas demandas sozinho, sem a necessidade de um encaminhamento secundário ou terciário, pois já estava descrente de que algo pudesse ser efetivamente feito fora dali para aquelas pessoas. Além disso, ele considera que uma das dificuldades do trabalho é lidar com a agressão da população, que dirige muitas críticas a esse tipo de serviço, uma vez que, na concepção geral, há uma demanda por limpeza do espaço público. Mesmo com todos os percalços, o enfermeiro acredita que o programa vem se consolidando e que, a partir do trabalho integrado, é possível melhorá-lo e torná-lo mais eficiente. Os dois casos citados ilustram a diversidade de situações com que os profissionais do Consultório na Rua se deparam, cujas expectativas nem sempre são atendidas.

Sobre a dificuldade da rede de serviços atender a essa população, Pennef (2000) relata situação semelhante ao Brasil na França, onde os hospitais públicos de emergência realizam uma "seleção" do tipo de população a ser atendida e que os *sans domicile fixe* são os mais excluídos nesse processo, dadas as suas condições físicas como, por exemplo, corpos sujos, odor, alcoolismo, além das condições sociais, que esses serviços não estão preparados para receber. Assim, essa população costuma ser deixada de lado, "esperando indefinidamente". Ferreira (2004), por sua vez, refere como na França as organizações humanitárias e filantrópicas são uma referência de acolhimento e de acesso à saúde para esses indivíduos. São empregados esforços de toda parte para atender às necessidades dessas pessoas. Os relatos descritos na assistência das entidades junto a esses indivíduos descritos pela autora muito se assemelham aos descritos nos relatos dos profissionais dos Consultórios na Rua. Cabe, aqui, refletir sobre o acesso à assistência e cuidados com essa população nesses dois contextos: entidades filantrópicas e serviços públicos.

Na segunda oferta do curso, em 2016, a pesquisadora deste livro atuou como orientadora de aprendizagem, coordenando o trabalho de sete tutores das regiões Norte, Nordeste e Centro-Oeste do país, cada tutor com uma média de vinte alunos. Coube à pesquisadora, enquanto Orientadora de Aprendizagem, acompanhar e avaliar a trajetória do tutor, pontuando o seu fazer na prática de tutoria, realizar atividades de formação permanente dos tutores, acompanhar e analisar os relatórios de avaliação de desempenho deles e contribuir para a manutenção de um ambiente favorável à aprendizagem.

Dar conta das singularidades das turmas, divididas em diferentes regiões do Brasil, com suas especificidades regionais, é complexo. É importante conhecer a dinâmica das turmas, assim como suas potencialidades e fragilidades, que refletem diretamente no processo de aprendizagem, assim como no cumprimento de prazos, por exemplo. Alunos que vivem em regiões do interior do Pará, com dificuldades de acesso à internet, ou aqueles que levam horas de barco para chegar aos grandes centros urbanos, precisam de um cronograma diferenciado. Saber mediar os prazos com os tutores e suas turmas, sem prejudicar o processo de aprendizagem, é, sem dúvida, um grande desafio para o orientador de aprendizagem.

Em agosto de 2016, aconteceu o 1° Encontro Presencial da segunda oferta do curso, na Fiocruz de Brasília, quando o consultor técnico e apoiador institucional da Coordenação de Gestão da Atenção Básica, do Ministério da Saúde, apresentou o estado da arte do programa Consultório na Rua, trazendo análises e dados atualizados. De acordo com as informações repassadas, desde 2012, vem crescendo o número de equipes de Consultório na Rua. Naquele ano, eram 83, chegando a 146, em 2014, quantitativo que corresponde ao total atual, distribuídos em 83 municípios de todo o território nacional. Desses, 119 funcionavam com financiamento do Ministério da Saúde e 27 não contavam com esse respaldo, funcionando apenas com recursos municipais ou estaduais. Em relação à composição das equipes, 19 eram constituídas de acordo com a modalidade I, composta por quatro profissionais, dois de nível superior e dois de nível médio (excetuando-se o médico); 56 de modalidade II, com três profissionais de nível superior e três de nível médio (excetuando-se o médico); e 44 pela modalidade III, idem à modalidade II, acrescida de um médico.

Das categorias profissionais presentes nas equipes, os dados apontavam que, entre eles, havia 223 agentes de ação social; 152 enfermeiros; 133 psicólogos; 122 assistentes sociais; 114 técnicos de enfermagem; 74 auxiliares de enfermagem; 59 médicos clínicos; 20 agentes comunitários de saúde; 20 terapeutas ocupacionais; 14 educadores sociais; 14 técnicos de saúde bucal; 11 cirurgiões-dentistas; 5 médicos da ESF (Estratégia Saúde da Família); 3 médicos psiquiatras; 2 gerentes de serviço de saúde e 1 fisioterapeuta.

Por meio de dados coletados a partir do FormSUS, que continha questões abertas e fechadas, aplicadas entre os meses de junho e dezembro de 2015, pôde-se identificar que mais de 23% das equipes realizam entre 100 e 200 atendimentos por mês. E 17% realizam até 100 atendimentos. Além disso, mais de 8% conseguem executar mais de 1.000 atendimentos mensais.

Com referência à estrutura que possuem para trabalhar, a avaliação é positiva para a maioria dos casos, já que 86,73% das equipes afirmaram possuir espaço físico (sala de atendimento), quando necessário, dentro de uma Unidade de Saúde, e somente 13,27% afirmaram que não possuíam. Entre os locais em que as equipes desenvolvem suas ações, foram apontados a rua (99%); as unidades móveis/veículos (52,48%); as Unidades Básicas de Saúde (81,19%); os Centros de Atenção Psicossocial (48,51%); e, ainda, outros locais (58,42%). Quase a totalidade das equipes (91%) relatou contar com veículo disponível para a execução dos atendimentos, sendo que 68,32% desses veículos eram exclusivos para a utilização da equipe do Consultório na Rua. Em virtude da dinâmica específica em que vive a população atendida pelo programa, as equipes precisam trabalhar em distintos períodos do dia. Geralmente, os atendimentos se concentram no período da tarde (92,08%) e da manhã (81,09%), mas quase a metade das equipes também relatou prestar os serviços no período noturno (46,53%).

Em relação aos espaços de discussão de casos entre a equipe e outros serviços, 96% das equipes disseram possuí-los. Entre os serviços que participam desses espaços de discussão, estão: CAPS (56,70%); Centro de Referência Especializado em Assistência Social (45,36%); as Unidades Básicas de Saúde (41,24%); Centro de Atenção Psicossocial — Álcool e Drogas (37,11%); Centro de Referência da Assistência Social (34,02%); Centro de Referência Especializado para População em Situação de Rua (27,84%); Secretaria de Assistência Social (26,8%); Instituições Filantrópicas (24,74%); Núcleo de Apoio à Saúde da Família (19,59%); Unidade de Acolhimento (12,37%); Poder Judiciário (10,31%); Ambulatório Específico de Saúde Mental (8,25%); Unidade de Pronto Atendimento (8,25%); Coordenação da AB (7,22%); Colegiado de Saúde Mental (7,22%); Conselho Tutelar (6,19%); CAPSi (5,15%); Coordenação de Saúde Mental (4,12%); outras equipes de

Consultório na Rua (4,12%); Vigilância/Epidemologia em Saúde (3,09%); Fórum de População de Rua (2,06%); Secretaria de Saúde (2,06%); Guarda Municipal (2,06%); Saúde do Homem (1,03%); Maternidade (1,03%). A junção dessas diferentes instituições e atores da sociedade civil aponta que uma das premissas básicas para a implementação de um programa como o Consultório na Rua é a intersetorialidade, uma vez que a população atendida é muito distinta entre si e está sujeita a situações de vulnerabilidade das mais diversas. É fundamental o trabalho integrado e o permanente diálogo entre as diversas frentes que atuam junto a essas pessoas.

A respeito dos problemas identificados pelos integrantes das equipes de Consultório na Rua, quase metade (48,96%) alegou que a "articulação em rede" é um dos principais desafios em suas rotinas de trabalho. A falta, ou baixa quantidade de equipamentos e dispositivos de apoio na assistência foi apontada por 23,96% das equipes como um empecilho ao pleno desenvolvimento das ações. A falta de documentação dos usuários foi relacionada como um problema por 16,67% das equipes. Também foram elencadas, no rol de dificuldades, a aquisição de veículos (14,58%); o baixo número de profissionais por equipe (14,58%); o preconceito e estigma que sofre a população-alvo do programa (10,42%); a constituição de vínculos (10,42%); a educação permanente e continuada (10,42%); a aquisição de materiais e insumos (8,33%); ampliação do acesso (8,33%); o acesso e a continuidade no tratamento de DST, Aids e Tuberculose; a precarização do trabalho (6,25%); cuidado com a saúde da mulher (5,21%); a rotatividade dos usuários (4,17%); a efetivação/implementação de política pública (4,17%); apoio institucional (2,08%); manejo dos casos (2,08%); o desenvolvimento de protocolos de atendimento (2,08%); dificuldade de atendimento com menores de idade com responsável ausente (2,08%); custeio (1,04%); estar em região de fronteira/parceria com país vizinho (1,04%); e apoio dos familiares (1,04%).

Mesmo reconhecendo as dificuldades permanentes, as equipes também avaliaram os avanços que a política pública vem obtendo desde sua implantação. Quase a metade (48,42%) considera que melhorou o acesso da população em situação de rua a serviços básicos de saúde. Mais de um terço (34,74%) considera que vem crescendo a articulação intersetorial e fortalecendo a articulação com a rede de cuidado. O fortalecimento de vínculo com a população atendida caminha também no sentido da consolidação, para 26,32% das equipes.

Para 20% das equipes, cresceu o reconhecimento dos direitos e da cidadania e se avançou nas políticas de atenção à população em situação de rua, assim como consideram que houve ampliação e tratamento de agravos (20%) e do reconhecimento desse equipamento de saúde/trabalho da equipe.

A primeira intenção das ofertas de formação é qualificar os processos de trabalho das equipes no que diz respeito ao cadastramento da população em situação de rua, e da produção do cuidado a esta. As atribuições dessas equipes passam a ser de coordenadoras do cuidado. Além dessas formações, o fundamental é que exista uma construção local de estratégias de educação permanente que contemple a qualificação de forma mais duradoura, de modo a propiciar a essas equipes, tanto de Consultório na Rua como de Estratégia de Saúde da Família, uma qualificação no SUS e para o SUS.

O Curso, elemento de análise deste livro, trabalhou em consonância com os temas já discutidos neste tópico, diretrizes técnicas, éticas e políticas para atenção integral às pessoas em situação de rua e cotidiano dos serviços relacionados à atenção em pauta. A metodologia pressupõe participação ativa do aluno no processo de aprendizagem. Turmas organizadas em miniequipes, grupos de alunos com diferentes inserções profissionais para fomentar a prática de trabalho compartilhado e integrado aos territórios de atuação. Formação estruturada em três Unidades de Aprendizagem abordando: território e redes; gestão do processo de trabalho; e cuidado à população em situação de rua. A partir do respeito às características dos alunos, oriundos de equipamentos diversos, o curso possibilitou-lhes dividir experiências e problematizar práticas profissionais por meio de discussões em fóruns mediados por tutores e atividades presenciais que precediam as unidades de aprendizagem.

Durante a formação, foram identificadas dificuldades, mas as potencialidades foram utilizadas como estratégia, tornando a experiência positiva com possibilidades de mudanças e impacto no processo de trabalho das equipes. Interesse e dedicação dos alunos foram marcantes, ampliando conhecimento acerca do cuidado integral com foco na lógica das eCR que trabalham na lógica da saúde mental, atenção básica e redução de danos. Reconhecimento à potência do território, olhar ampliado dos alunos, tutoria em questões como drogas e saúde mental e a criação de espaços de diálogo sobre saúde mental nas UBS foram importantes ganhos da formação. Logo, entende-se que o curso Consultório na Rua, mesmo diante da complexidade das equipes e dos usuários, obteve avanços e impactos positivos que levam todos a defender que esse deve ser um processo contínuo que acesse outros trabalhadores da rede, provocando mudança de atitudes e valores necessários à atenção integral às pessoas em situação de rua. A trajetória vivenciada pela tutora, em processo de permanente formação, oportunizou reflexões sobre seu processo de trabalho enquanto mediadora da prática pedagógica, utilizando e inventando recursos e metodologias em diálogo com singularidades trazidas pela turma. O exercício oportunizou a utilização de estratégias que potencializaram o uso de recursos tecnológicos disponíveis e possíveis para a educação a distância em cidades com fragilidade de conexão. Como lição do produto, espera-se que o cuidado seja pautado pela relação estabelecida entre trabalhador da saúde e usuário e que as ofertas dialoguem com possibilidades e limites provenientes dessa relação.

6

MATERIAL DIDÁTICO: REFLEXÕES SOBRE APRENDIZAGEM SIGNIFICATIVA NO TRABALHO

O propósito desta análise é contextualizar o conceito de competência no campo da formação profissional das equipes de Consultório na Rua a partir dos escritos do sociólogo suíço Philippe Perrenoud. Segundo o autor, o conceito de competência pode ser definido como sendo uma capacidade de agir eficazmente em um determinado tipo de situação, apoiada em conhecimentos, mas sem se limitar a eles (PERRENOUD, 1999). Vale ressaltar que a análise deste livro parte de uma aproximação possível das competências de aprendizagem do curso com as competências de ensino de Perrenoud (2000).

As competências foram propostas a partir de três eixos: competências de aprendizagem, competências de ensino e competências para o trabalho. Para subsidiar a discussão, foram utilizadas como base algumas competências globais do autor sobre ensinar. O critério de escolha foi: as competências que estão relacionadas com a proposta de ensino do curso. As competências mais específicas serão discutidas a partir das atividades propostas nas Unidades de Aprendizagem.

A partir do material contido nas Unidades de Aprendizagem, foram identificados três blocos temáticos que compõem a presente análise. Eles foram determinados com base no mapeamento dos temas nos quais, prioritariamente, são desenvolvidos com o objetivo de qualificar as equipes, tais como: Unidade 1: Território/Redes; Unidade 2: Processo de trabalho; Unidade 3: Cuidado. Para discutir os temas citados, é fundamental refletir sobre o processo de formação no SUS e identificar como e quais as competências preconizadas para o trabalho com população em situação de rua estão relacionadas com as competências propostas por Perrenoud (2000): organizar e dirigir situações de aprendizagem, trabalhando a partir das representações dos alunos; administrar a progressão das aprendizagens, estabelecendo laços com as teorias subjacentes às atividades de aprendizagem; enfrentar os deveres e os dilemas éticos da profissão, lutando contra os preconceitos e as discriminações sexuais, étnicas e sociais.

6.1 FORMAÇÃO PARA O SUS: REPENSANDO MODOS DE ENSINAR E APRENDER

É necessário se fazer um apanhado geral da proposta do material/curso daqueles que o escreveram, já que a formação de profissionais de saúde no SUS é desafiadora, na perspectiva de propor mudanças nas estratégias e modos de ensinar e aprender. Nesse sentido, a proposta do curso de Atenção Integral à Saúde de Pessoas em Situação de Rua consiste em uma ação de educação permanente, que foi elaborada a partir de desafios e problemas concretos das equipes de Consultório na Rua, objetivando, assim, ofertar instrumentos para a qualificação do processo de trabalho.

Durante o curso, o aluno teve a possibilidade de dialogar com sua realidade, em questões relacionadas ao seu território de atuação, à gestão do seu processo de trabalho ou ao cuidado oferecido à população em situação de rua. As atividades propostas estavam associadas a leituras, as quais não objetivavam responder às atividades, pois o curso foi estruturado na problematização da prática, discussão, análise de situações trazidas pelo grupo, ou previamente estruturadas.

É importante destacar que, na proposta pedagógica do curso, fez-se presente a valorização do processo de ensino-aprendizagem a partir do respeito às diferentes visões do mundo, da produção daquilo que é factível, da compreensão da realidade em interface com o ambiente de trabalho do Consultório na Rua. A partir da educação reflexiva e crítica, o método pedagógico do curso leva o aluno a refletir sobre seu processo de trabalho e abre possibilidade para aprender e mudar seu cenário de prática.

Para tanto, conforme analisam Bertani, Sarreta e Lourenço (2008), é importante formar um profissional crítico, criativo, com capacidade para "aprender a aprender" e que considere a realidade social para oferecer atendimento ético, humanizado e de qualidade, contribuindo para a qualidade no atendimento.

É imprescindível que as várias instâncias articulem espaços para a formação de novos profissionais de saúde, possibilitem o desenvolvimento e atualização dos profissionais que já estão no SUS e corroborem propostas direcionadas a um desempenho profissional qualificado. As propostas de formação dos profissionais para o SUS, articulando qualificação e desenvolvimento, devem enfatizar estratégias e ações de aproximação constante das práticas dos serviços de saúde às práticas de investigação e reflexão teórica (BATISTA; GONÇALVES, 2011).

Nessa perspectiva, compreende-se que a formação para a saúde deveria objetivar a transformação das práticas profissionais e da organização do trabalho, estruturando-se a partir da problematização do processo de trabalho e de sua capacidade de dar acolhimento e cuidado às várias dimensões e necessidades em saúde das pessoas, dos coletivos e das populações (BRASIL, 2004).

O aprendizado no SUS e para o SUS constitui constantes reflexões sobre os saberes e práticas realizadas a partir dos processos de trabalho das eCR nas dimensões da rua, da Unidade de Saúde e da rede de serviços. Os progressos na gestão do SUS, nos últimos anos, vêm redefinindo, de forma significativa, as necessidades de requalificação, atribuindo exercícios de revisão dos modelos de formação até então adotados, tendo os princípios e pressupostos do SUS como base das definições metodológicas e de conteúdo dos programas de formação (MOTTA *et al.*, 2001).

A política de Educação Permanente em Saúde destaca que a integralidade do atendimento é a referência central para orientar as ações de saúde voltadas, ao mesmo tempo, para o indivíduo, a família e a comunidade, em grau de complexidade crescente e nos aspectos preventivo, curativo e de promoção. Sua implantação precisa, portanto, estar articulada com os princípios da intersetorialidade e com equipes multiprofissionais para romper a formação fragmentada e reafirmar os princípios do SUS.

A integração do profissional ao cotidiano dos serviços de saúde se desenvolve na prática de competências, habilidades e conhecimentos adquiridos no processo de formação profissional e de vida. Esse conjunto de acúmulos precisa de espaços para análise e reflexão, orientados a articular os saberes e a reconstruir as capacidades de enfrentar as situações diversas nos processos de trabalho, diante da heterogeneidade das profissões, dos usuários, das tecnologias, das relações, da organização de serviços e dos espaços (FEUERWERKER, 2000).

> Tomando essas referências como fundamentais, desenvolvemos nossas ideias a partir de dois eixos: a relação educação, formação e trabalho, problematizando a noção de "novas competências para o trabalho", e a Institucionalização de sistemas de educação permanente, cuja referência principal é a estreita relação do processo formativo com o processo de trabalho em saúde. Ambas tomam a reconstrução do modelo de atenção à saúde como base principal de intervenção e fonte alimentadora dos processos pedagógicos. (MOTTA, *et al.*, 2001, p. 126).

O SUS tem implantado políticas e modelo de atenção que preconizam e estimulam a participação da comunidade. A educação permanente é um caminho para a construção da integralidade na atenção e para a instituição da gestão participativa nos serviços de saúde, de forma que os atores envolvidos possam decidir juntos a melhor maneira de se fazer saúde. No contexto das Unidades de Aprendizagem, a Educação Permanente aparece como peça fundamental para a qualificação da atenção, da gestão do trabalho e para a ampliação da clínica.

Portanto, a ideia é que o processo de formação tenha significado nas necessidades sociais, refletindo a integralidade da rede de cuidados, alcançando mudanças desejadas nos contextos reais do trabalho.

6.2 ENFERMEIROS E PSICÓLOGOS COMO AUTORES PRIVILEGIADOS NA FORMAÇÃO DO CUIDADO

Um elemento que se destaca na análise do material didático é a predominância da autoria de profissionais das áreas de enfermagem e de psicologia. O material foi escrito por seis autores, sendo eles das seguintes áreas: Psicologia (3), Enfermagem (2) e Medicina (1).

Ao analisar a trajetória acadêmica e profissional dos autores, observa-se uma diversidade de campos de atuações, contudo, há uma coerência e conformidade entre eles. A escolha dessas categorias profissionais, na autoria do caderno de atividades, está diretamente ligada à conformação do curso com a ênfase no cuidado e o histórico da origem na saúde mental, conforme já mencionado anteriormente.

Quadro 2 – Autores do material didático

Formação	Pós-graduação	Temática	Atuação profissional
Medicina	Doutorado Mestrado Mestrado Residência Especialização Mestrado	Ciências da Saúde Ciências da Saúde Medicina- Psiquiatria Psiquiatria Saúde Mental	Docente/NASF/ Consultório particular
Psicologia	Especialização Mestrado	Educação Saúde Coletiva	CNAR/Assessora

Formação	Pós-graduação	Temática	Atuação profissional
Psicologia	Doutorado	Psicologia	Técnica/Consultora, Docência
Psicologia	Mestrado Residência	Psicologia Psicologia	Coordenador/Consultor Técnico Docência/Gerente Técnico (ESF POP RUA)/ Consultor Técnico/ Abordagem Social/ONG para vítimas infantis de violência/Hospital Psiquiátrico
Enfermagem	Multiprofissional Especialização Especialização Residência	Saúde da Família Saúde Mental Saúde da Família	CNAR/Docência/ Supervisão profissional/ UBS
Enfermagem	Multiprofissional	Saúde da Família	CR/ESF

Fonte: dados da pesquisa (elaboração da autora) (2019)

Vale ressaltar que todos os autores têm uma trajetória de trabalho com População em Situação de Rua, Saúde Coletiva, Saúde Mental e Atenção Básica. Isso se reflete na formação acadêmica *lato sensu*, com Residência Multiprofissional, e especialização, com foco na Saúde Coletiva, e *stricto sensu*, com Mestrados, em sua maioria na área da Psicologia.

Nota-se, então, um critério baseado na expertise em torno desses eixos. Em sua maioria, os autores tiveram experiências profissionais no CNAR, CR, NASF, Abordagem Social, ESF, Hospital Psiquiátrico, Consultório Particular. Algo que atravessa todos os autores é a experiência docente, tanto em instituições de ensino quanto em Assessoria Técnica e/ou Consultoria.

Percebe-se que a trajetória dos autores conflui para uma articulação com os temas destacados como relevantes para a atuação com a população em situação de rua. Da mesma forma, a conexão dos profissionais com a temática da saúde mental — e como perspectiva a Reforma Psiquiátrica, e, na saúde coletiva, com foco na Reforma Sanitária — indica uma formação que orienta para uma prática de cuidado. Essa trajetória traz indicadores que podem ajudar a explicar a presença desses profissionais no preparo do material didático aqui analisado.

Outro dado histórico importante é o fato de que ambas as profissões fizeram parte da trajetória de luta e construção da reforma psiquiátrica e da reforma sanitária, lugares que podem apontar algum parâmetro de protagonismo dessas classes na construção de parâmetros de cuidado em saúde.

A escolha de enfermeiros está atrelada à proposta de cuidado, que é uma forte característica da profissão, entendendo que a Enfermagem é uma ciência humana, de pessoas e de experiências com campo de conhecimento, fundamentações e práticas do cuidar dos seres humanos que abrange do estado de saúde aos estados de doença (LIMA, 2005).

A prática assistencial/cuidado consiste no que há de mais expressivo na enfermagem, sendo esse seu propósito primordial. Enquanto que a prática educativa e de pesquisa são o corpo de conhecimento, para o desenvolvimento da prática, e o gerenciamento, a planificação e o projeto que envolve esse conjunto vêm sendo compreendidos como administração da prática profissional de enfermagem. "Portanto, é a prática assistencial/cuidado que diferencia os profissionais de enfermagem dos outros profissionais da saúde" (TRENTINI; PAIM, 2011, p. 14).

De fato, a palavra cuidado é amplamente relacionada a profissões de saúde. Na profissão da enfermagem, esse conceito tem um nível elevado. Mas, assim como na enfermagem, há igualmente diversas formas de cuidado como trabalhadores sociais e psicólogos prestando atendimento em locais diversificados, além das clínicas e das instituições, como no trabalho de rua, nos campos de refugiados, nas periferias, nas vilas, entre outros (SAILLANT, 2008).

Os profissionais da psicologia têm uma forte predominância nessa formação, por conta da origem do Consultório na Rua, que era de competência da Saúde Mental, denominado de Consultório de Rua, focado na saúde mental e nos transtornos relacionados ao uso de álcool e drogas.

6.3 UNIDADE DE APRENDIZAGEM I: "TERRITÓRIO E REDES"

Nessa Unidade de Aprendizagem, o aluno transita pela forma de viver das pessoas em situação de rua por meio do depoimento de profissionais, de pesquisas e relatos da população que vive na rua. Os objetivos da unidade são: orientar o trabalhador a reconhecer e articular os recursos do território e fomentar o trabalho em rede. Para alcançá-los, a unidade está organizada com um texto disparador de reflexões, e as atividades que irão nortear o seu processo de imersão no campo e a sua reflexão sobre os aspectos importantes da prática de trabalho, tendo como subsídio as leituras realizadas e as discussões com os demais alunos que compõem as miniequipes de trabalhos.

O aluno perpassa pela análise de questões que circundam a vida dessas pessoas: o estigma, a invisibilidade, as vulnerabilidades sociais e os agravos à saúde de forma a desenvolver a competência de perceber o contexto de ação. Outro tema importante é a abordagem do trabalho em rede, a partir da concepção de Território e o seu potencial de promoção da intersetorialidade no cuidado, um desafio a ser enfrentado quando estamos lidando com as histórias de vida e as trajetórias daqueles que vivem nas ruas.

Um mérito do material didático é abordar diretamente a construção do vínculo como ferramenta para a promoção do cuidado. Hipótese que corrobora o defendido por Ayres (2004) como potencializadora do cuidado, trazendo orientações como a redução de danos, orientação ético-política, mantendo foco no sujeito e em sua garantia de existência e direitos básicos. Há uma instrumentalização do profissional de saúde que utiliza esse material para atuação fora dos muros das unidades de saúde em uma perspectiva de trabalho intersetorial, por meio do estabelecimento e formação de redes de atenção à saúde e de mapeamento territorial.

O reconhecimento de competência como capacidade de executar atividades, atendendo às necessidades técnico-profissionais exigidas pela sociedade, permeará a análise a seguir.

Quadro 3 – Unidade de Aprendizagem I: Territórios e Redes

Competências de Aprendizagem a partir da Unidade 1	**Competências de Ensino segundo Perrenoud (2000)**	**Atividades de Aprendizagem**	**Competências para o trabalho segundo Machado (2017)**
Compreender as formas de viver de pessoas em situação de rua.	Administrar a Progressão das aprendizagens: estabelecer laços com as teorias subjacentes às atividades de aprendizagem.	Depoimentos de profissionais e relatos da população que vive na rua. Textos reflexivos. Discussões em miniequipes. Elaboração de Mapa Falante.	Organização, mediação e atenção em sistema de saúde pública e articulação das demais políticas públicas complementares ao trabalho da eCR: [continua]

Competências de Aprendizagem a partir da Unidade 1	**Competências de Ensino segundo Perrenoud (2000)**	**Atividades de Aprendizagem**	**Competências para o trabalho segundo Machado (2017)**
Refletir sobre questões que circundam a vida de pessoas em situação de rua (preconceito, invisibilidade, violência, vulnerabilidade e agravos à saúde).	Organizar e dirigir situações de aprendizagem: trabalhar a partir das representações dos alunos. Administrar a progressão das aprendizagens: estabelecer laços com as teorias subjacentes às atividades de aprendizagem. Enfrentar os deveres e os dilemas éticos da profissão: lutar contra os preconceitos e as discriminações sexuais, étnicas e sociais.	Definição do território a ser trabalhado. Construção de caso acerca da população em situação de rua. Vídeo. Discussão em Fórum da miniequipe. Produção de texto individual. Leituras de materiais. Elaboração de esquemas simbólicos do Itinerário Terapêutico.	[continuação] capacidade de promover abordagem integral do processo saúde-doença na população, alinhada às políticas públicas de atenção e gestão da assistência, construindo estratégias para superar estigmas e preconceitos junto à comunidade e aos demais serviços, compreendendo, ainda, a promoção de acesso às demais políticas públicas.
Fomentar o trabalho em Rede e a intersetorialidade do cuidado.	Trabalho em equipe: elaborar um projeto em equipe, representações comuns.		
Reconhecer e articular recursos do Território.	Organizar e dirigir situações de aprendizagem: envolver os alunos em atividades de pesquisa, em projetos de conhecimento.		
Identificar soluções existentes no Território.	Trabalho em equipe: analisar em conjunto situações complexas, práticas e problemas profissionais.		

Competências de Aprendizagem a partir da Unidade 1	**Competências de Ensino segundo Perrenoud (2000)**	**Atividades de Aprendizagem**	**Competências para o trabalho segundo Machado (2017)**
Articular o trabalho em Rede como uma ferramenta para constituir os planos de cuidado.	Organizar e dirigir situações de aprendizagem: envolver os alunos em atividades de pesquisa, em projetos de conhecimento. Trabalho em equipe: elaborar um projeto em equipe, representação comuns.		
Reconhecer o desejo das pessoas em situação de rua.	Enfrentar os deveres e os dilemas éticos da profissão: desenvolver o senso de responsabilidade, a solidariedade e o sentimento de justiça.		
Identificar como está estruturado o Território e a Rede onde atua.	Organizar e dirigir situações de aprendizagem: trabalhar a partir das representações dos alunos.		
Reconhecer-se como parte integrante do Território (observador e participante)	Envolver os alunos em suas aprendizagens e em seu trabalho: suscitar o desejo de aprender, explicitar a relação com o saber e desenvolver a capacidade de autoavaliação.		

Competências de Aprendizagem a partir da Unidade 1	Competências de Ensino segundo Perrenoud (2000)	Atividades de Aprendizagem	Competências para o trabalho segundo Machado (2017)
Discutir e analisar como os determinantes territoriais e sociais influenciam no cuidado à população em situação de rua.	Administrar a progressão das aprendizagens: conceber e administrar situações-problema ajustadas ao nível e às possibilidades dos alunos.		
Descrever e analisar as práticas individuais e socioculturais de saúde das pessoas em situação de rua.	Trabalho em equipe: analisar em conjunto situações complexas, práticas e problemas profissionais.		

Fonte: dados da pesquisa (elaboração da autora) (2019)

Para alcançar os objetivos de aprendizagem propostos da Unidade 1, os tutores procuram tornar o processo de ensino-aprendizagem o mais significativo possível, com metodologias centradas nas miniequipes, estimulando a autogestão da aprendizagem dos alunos a partir de problemas reais, instigando-os a buscar fundamentação teórica e soluções práticas para problemas. Nesse sentido, compreende-se que a formação em competências supõe uma transformação da relação dos professores com o saber, da sua forma de "dar aula" e de sua identidade, de suas próprias competências profissionais (PERRENOUD, 1999).

As competências de aprendizagem tornam-se evidentes a partir da maneira como as atividades são propostas, com depoimentos de profissionais e relatos da população que vive na rua, textos reflexivos, discussões em miniequipes, elaboração de mapa falante, definição do território a ser trabalhado, construção de caso acerca da população em situação de rua, reflexão a partir de vídeos, produção de texto individual e leituras. A abordagem por competências proposta por Perrenoud (1999) junta-se às exigências da focalização sobre o aluno, da pedagogia diferenciada, pois convida os professores a:

> Considerar os conhecimentos como recursos a serem mobilizados; trabalhar regularmente por problemas; criar ou utilizar outros meios de ensino; negociar e conduzir projetos com

> seus alunos; adotar um planejamento flexível e indicativo e improvisar; implementar e explicitar um novo conteúdo didático; praticar uma avaliação formadora em situação de trabalho; dirigir-se para uma menor compartimentação disciplinar. (PERRENOUD, 1999, p. 53).

A autora e pesquisadora desta obra observou o quanto os tutores precisam criar novas maneiras de ensinar, para que possam estar mais próximos do universo dos alunos, por meio de grupos de WhatsApp, de encontros presenciais, a partir dos estabelecidos pelo cronograma do curso, ou na superação de antigas práticas docentes que permeiam o campo da educação, visando a favorecer o aprendizado significativo.

As práticas docentes dos tutores privilegiaram o ensino por competências, substituindo a abordagem por transmissão de conteúdo, por novas abordagens de ensino que proporcionam a participação ativa dos alunos.

A educação reflexiva abre novas possibilidades de ensinar e aprender, o que viabiliza a produção de mudanças tanto para o tutor quanto para os alunos envolvidos no processo de construção do conhecimento.

Nessa perspectiva, a Unidade de Aprendizagem I apresentou a dimensão do cuidado a partir do conceito de Territórios e Redes, não de forma reducionista, no sentido de pensar somente em redes de serviços, mas entendendo Territórios e Redes no sentido de "territórios afetivos" de redes de cuidado. A noção de território mais comum é a de um espaço geográfico delimitado por divisões administrativas, sejam elas países, estados, cidades, municípios ou bairros (COLUSSI; PEREIRA, 2016).

Sendo assim, é necessário que haja uma análise das relações entre os territórios em distintas escalas: as escalas territoriais locais (acesso aos serviços, qualidade de vida, moradia, entre outros), os mecanismos territoriais globais (políticas públicas, infraestrutura, economia etc.) e, partindo disso, instaurar a relação com os processos sociais como saúde, educação, renda etc. (BASTOS, 2015). "Ao entender essas relações, que se desdobram em diferentes funções-usos espaciais, torna-se possível delimitar territorialmente um espaço para a implementação de ações práticas de saúde" (FARIA; BORTOLOZZI, 2009, p. 37).

Sobre Território, alguns elementos fundamentais foram elencados, como organização dos campos de atuação da equipe (assistência, prevenção de agravos, promoção da saúde), levando em conta a dinâmica encontrada no território, caracterizando diversos espaços de tratamentos (rua, sede, rede) que respeitem a singularidade da questão a ser tratada. Em relação à Clínica, é importante destacar a construção do vínculo e a não limitação do cuidado à perspectiva da doença. Quanto à Produção de conhecimentos, é interessante sistematizar estratégias resultantes da prática em lógica de trabalho (LOUZADA, 2015, p. 33).

Para esse fim, foram propostas atividades por meio das representações dos alunos e trabalhos em equipe com representações comuns.

Para levar o aluno a entender como estão estruturados o território e a rede onde ele atua, foi proposta uma atividade intitulada de mapa falante, objetivando identificar, localizar e conhecer a dinâmica, os hábitos, costumes, assim como entender a situação de vulnerabilidade social originada na interação com a rua. O mapa falante é uma ferramenta de produção de conhecimento sobre a realidade local.

Segundo Sampaio (2014), o mapa falante é uma técnica integrante da construção compartilhada de soluções locais. Auxilia no diagnóstico participativo do território por meio de um processo de coleta e registro de informações e percepções sobre o território por aqueles que o conhecem e nele atuam, ou seja, quem vive, convive ou vivencia a realidade a ser retratada: profissionais de diversos setores, instituições, comunidade, famílias e os moradores. Portanto, também é uma ferramenta popular de mobilização social e produção de conhecimento sobre a realidade local. Assim como demonstrado nas figuras 5 e 6.

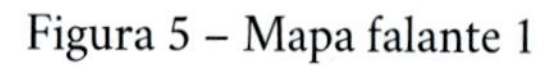
Figura 5 – Mapa falante 1

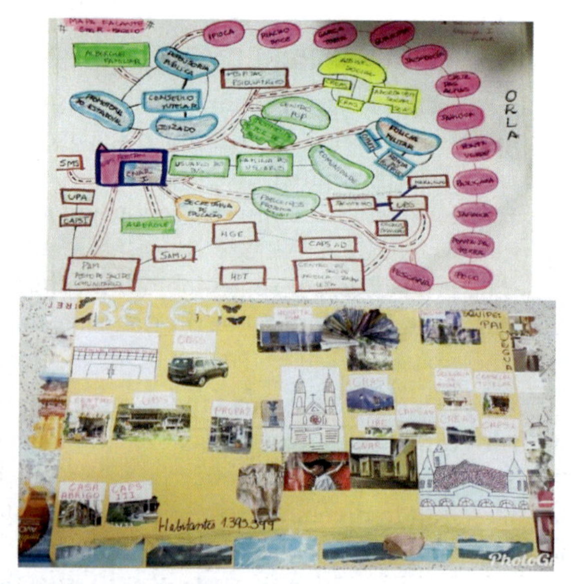

Fonte: atividade construída pelos alunos (dados da autora)

Figura 6 – Mapa Falante 2

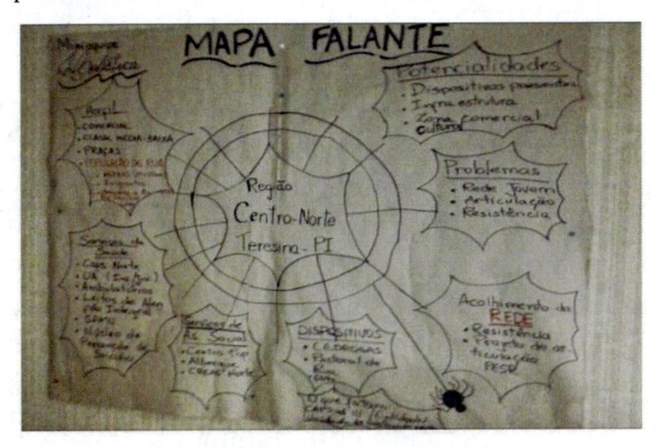

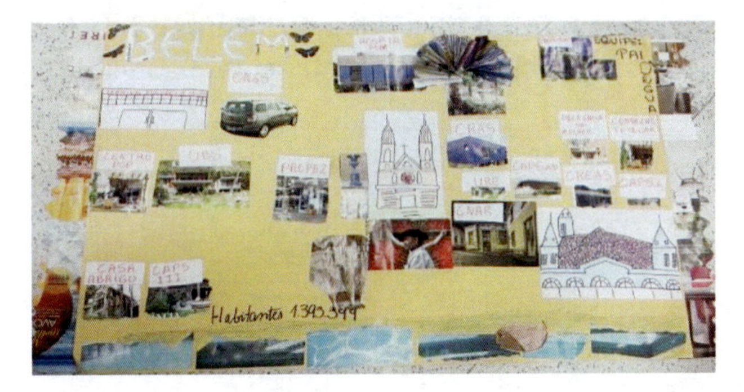

Fonte: atividade construída pelos alunos (dados da autora)

Para a execução da atividade, os alunos escolheram o território que seria pesquisado. A escolha ficou a critério da miniequipe, orientada e dirigida pelo tutor. De acordo com Perrenoud (2000), organizar e dirigir situações de aprendizagem é uma perspectiva eficaz que acentua a vontade de conceber situações didáticas principalmente para alunos que não aprendem ouvindo lições. Portanto, atividades partindo da prática da realidade local distanciam-se dos exercícios clássicos, que exigem apenas operacionalizações de procedimentos. É acima de tudo dispor das competências profissionais necessárias para criar situações de aprendizagem, que as didáticas contemporâneas enfrentam como situações carregadas de sentido e de regulação, as quais requerem um método de identificação e de resolução de problemas. Essa competência global mobiliza várias competências mais específicas, entre elas trabalhar a partir das representações dos alunos e envolvê-los em atividades de pesquisa, em projetos de conhecimento.

Nas miniequipes, os alunos compartilharam dados que conheciam e as suas impressões sobre o território selecionado, com base nas questões norteadoras: qual é a abrangência do território? Qual é o perfil da população que habita esse território? E o perfil específico da população em situação de rua? Quais serviços de saúde e assistência social estão disponíveis nele/para ele? Que dispositivos estão presentes e podem auxiliar no cuidado à população em situação de rua? Quais faltam? Como os profissionais recebem a população em situação de rua nos serviços da rede? Como os serviços da rede acolhem e percebem a população em situação de rua? Caso haja dificuldade nesse acolhimento, como os profissionais que trabalham com a população em situação de rua podem interferir nisso? Quais são os principais problemas do território? Quais as potencialidades do território? Como é a presença do poder público no território? As miniequipes estruturam um relato e um mapa territorial, com a descrição dos equipamentos e dispositivos da rede e as características do território, conforme representado nas figuras 7 e 8.

Figura 7 – Descrição da atividade do Mapa Falante: parte 1

Atividade 4 – Mapa falante

TERRITÓRIO DE ESTUDO – RPA1 (CAMPO DE ATUAÇÃO DO CnaR1)

QUAL A ABRANGÊNCIA DO TERRITÓRIO RPA1?

O município de Recife hoje apresenta uma população de 1.537.704 habitantes, distribuídos numa área territorial de 218,50 km2. É dividido em 06 Regiões, chamadas Regiões Político Administrativas (RPA).

A RPA1 localiza-se na região central do município de Recife PE, sendo composta por 11 bairros: Bairro do Recife, Santo Amaro, Cabanga, Santo Antônio, São José, Ilha do Leite, Ilha de Joana Bezerra, Boa Vista, Paissandu, Coelhos e Soledade. Possui uma população de 78.114 habitantes. Destas 460* pessoas encontram-se na condição de população em situação de rua.

PERFIL DA POPULAÇÃO DE RUA

- Predominantemente adultos do sexo masculino (246 homens adultos, 40 crianças e adolescentes);
- Poucos travestis e transexuais;
- Ensino fundamental incompleto;
- Uso de substâncias (1º álcool, 2º cigarro, 3º cola, 4º crack);
- Vivem predominantemente em grupos, geralmente nas ruas em que há maior concentrações de pessoas nos locais em que oferecem maior possibilidades de doações. Os idosos em sua maioria, não são encontrados em grupos, vivem individualmente. No geral, há egressos do sistema penitenciário, pessoas com vínculos familiares rompidos /fragilizados, que relatam uso e ou abuso de substâncias psicoativas, que têm registros de transtornos psíquicos e riscos na comunidade*.
- Desemprego;
- Registro de tuberculose pulmonar (reincidentes e ou se tratamento), HIV, IST's, hanseníase, dermatites;
- Dificuldades para obter documentação;
- População procedentes de outras cidades ou países.

*Usuários cadastrados pela equipe CnaR1

QUAIS AS ATIVIDADES DE SUBSISTÊNCIA?

Esmolas, carroças, descarregar caminhões, venda de artesanato.

- Dificuldade de localização das pessoas para continuidade do cuidado;
- Abordagem policial truculenta;
- Incompatibilidade do funcionamento das instituições diante da dinâmica encontrada

QUAIS AS POTENCIALIDADES DO TERRITÓRIO?

- Construção de vínculo com a população em situação de rua;
- Reuniões de rede;
- Diversidade dos equipamentos de rede;
- Equipes que atuam no período noturno;
- Existência do Consultório de Rua;
- Fórum metropolitano da população em situação de rua;
- Atualização do decreto intersetorial de acompanhamento e monitoramento da política municipal para a população em situação de rua;
- Elaboração do plano municipal de atenção integrada à população em situação de rua do Recife.

COMO É A PRESENÇA DO PÚBLICO NO TERRITÓRIO?

A fragmentação das instâncias públicas municipal e estadual voltadas para população em situação de rua geram no território:

- Sobreposição de serviços e ações;
- Descontinuidade do cuidado;
- Fragilidade nas ações compartilhadas.

Torna-se imperioso que as ações e instituições da rede não sejam absolutamente atreladas aos planos de governo. As ações e instituições devem ser registradas como política pública para que as propostas do cuidado não sejam rompidas.

Fonte: atividade construída pelos alunos (dados da autora)

Figura 8 – Descrição da atividade do Mapa Falante: parte 2

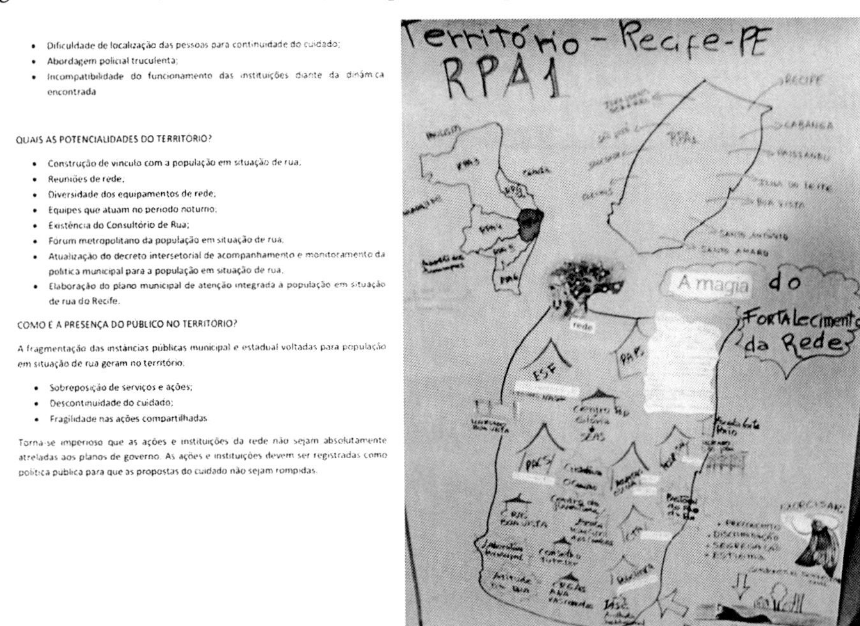

- Dificuldade de localização das pessoas para continuidade do cuidado;
- Abordagem policial truculenta;
- Incompatibilidade do funcionamento das instituições diante da dinâmica encontrada

QUAIS AS POTENCIALIDADES DO TERRITORIO?

- Construção de vinculo com a população em situação de rua,
- Reuniões de rede.
- Diversidade dos equipamentos de rede,
- Equipes que atuam no período noturno;
- Existência do Consultório de Rua;
- Fórum metropolitano da população em situação de rua.
- Atualização do decreto intersetorial de acompanhamento e monitoramento da politica municipal para a população em situação de rua.
- Elaboração do plano municipal de atenção integrada à população em situação de rua do Recife.

COMO E A PRESENÇA DO PÚBLICO NO TERRITÓRIO?

A fragmentação das instâncias públicas municipal e estadual voltadas para população em situação de rua geram no território.

- Sobreposição de serviços e ações;
- Descontinuidade do cuidado;
- Fragilidade nas ações compartilhadas

Torna-se imperioso que as ações e instituições da rede não sejam absolutamente atreladas aos planos de governo. As ações e instituições devem ser registradas como política pública para que as propostas do cuidado não sejam rompidas.

Fonte: atividade construída pelos alunos (dados da autora)

Os alunos realizaram uma discussão a fim de identificar o perfil da população a que atenderam, esta que está no território descrito no mapa falante. Esse perfil inclui a forma de vida daqueles que vivem em situação de rua (hábitos, arranjos de trabalho, ocupação, forma de se alimentar, dormir, como se dá a convivência com os demais colegas que vivem também nas ruas); características físicas; relações com o território; como é a relação com as comunidades existentes no território; principais agravos à saúde e vulnerabilidades sociais. Os mapas e relatos foram compartilhados entre as miniequipes, para que a turma toda conhecesse um pouco sobre os territórios que foram trabalhados no curso. O objetivo da atividade foi proporcionar aos alunos a possibilidade de enxergar o território como observador/participante; entender como está estruturado o território e a rede onde atuam. Como produto, foi proposta uma discussão em fórum da miniequipe e produção de texto individual.

Na concepção de Perrenoud (2000), faz-se necessário trabalhar a partir das concepções dos alunos, dialogar com eles, aproximá-los dos conhecimentos científicos. Trabalhar a partir das concepções dos alunos não consiste em fazê-los se expressarem, para desvalorizá-los. O importante é dar-lhes regularmente direitos na aula, interessar-se por elas, tentar compreender sua forma de coerência e abrir espaço para discussão.

A segunda atividade teve início a partir da descrição de um caso representativo do território da miniequipe, ou seja, uma situação-problema, com objetivo de identificar as características da população atendida, mediante análise da experiência vivida na prática cotidiana de trabalho. As miniequipes estruturaram um caso que contemplava descrições acerca da população em situação de rua a que atendem. A partir de Perrenoud (2000), o interessante na ideia de situação-problema é o desejo de resolver, a intenção de alcançar um bom resultado, ainda que as decisões tomadas não sejam bem-sucedidas. A solução se expressa como intenção, projeto, e não como condição.

Em sequência à atividade anterior, a Unidade de Aprendizagem I seguirá uma linha para pensar a população de rua a partir dos conceitos de estigma e desvio, sendo o primeiro uma condição para que o segundo aconteça.

Para nortear a discussão sobre estigma, a atividade propõe que os alunos discutam rótulos, estigmas e preconceitos no contexto da população em situação de rua e, a partir da troca de experiências, orientar os alunos a reorganizar suas competências para o trabalho. A discussão acontece no fórum de discussão, mediado pelo tutor, a partir das seguintes questões norteadoras: analisando o caso estudado, que tipos de rótulos, preconceitos e estigmas foram produzidos nessa situação? Por que a rotulamos? Qual o efeito para quem a rotulou? Qual o efeito para quem foi rotulado? Quais os riscos de rotularmos alguém? Caso a questão do preconceito se apresente no caso descrito, como devemos nos comportar diante dessas situações? Caso o preconceito não apareça no seu caso, relate situações da prática cotidiana em que o preconceito esteja presente.

Os alunos foram orientados a fazer uma descrição de como percebem que a população em situação de rua é vista pela sociedade, listando-a em um papel no subgrupo.

Figura 9 – Estereótipos

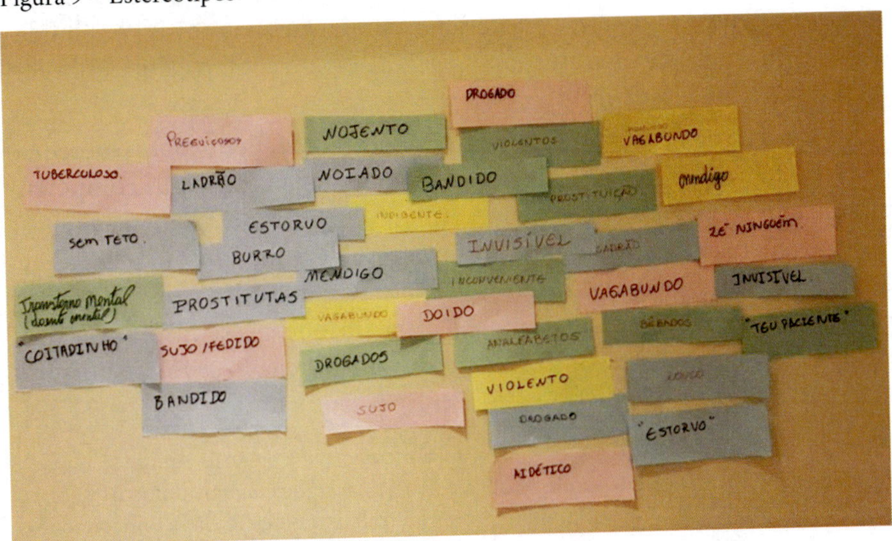

Fonte: atividade construída pelos alunos (dados da autora)

Enfatiza-se, então, o uso dos rótulos e a falta de sentido em pedir a alguém que não rotule. O importante nessa atividade é desvelar os efeitos que o processo tem para quem rotula e para quem é rotulado, buscando exercitar nova forma de agir. Perrenoud (2000) apresenta uma competência que fala sobre enfrentar os deveres e os dilemas éticos da profissão. Os professores que desenvolvem essa competência trabalham não só para o futuro, mas para o presente. Trata-se de colocar em prática "aqui e agora", colocar um modelo que traga benefícios imediatos. Para uma educação coerente com a cidadania, deve-se considerar, em especial, duas competências específicas: lutar contra os preconceitos e as discriminações sexuais, étnicas e sociais e desenvolver o senso de responsabilidade, a solidariedade e o sentimento de justiça.

Assim, a unidade de aprendizagem pretendeu orientar o aluno a identificar as soluções existentes no território e a articular o trabalho em rede como uma das potenciais ferramentas para constituir os planos de cuidado mais integrais (já que, na maioria das vezes, os casos requerem diversos recursos, tendo em vista suas complexidades), mas sem esquecer, sobretudo, de valorizar o desejo daqueles que vivem nas ruas. A presente análise visa a um novo olhar sobre as populações de rua, estigmatizadas, marginalizadas e excluídas, sem, contudo, olvidar que o processo estigmatizador é detentor de um espectro muito mais abrangente e, por isso mesmo, extremamente perturbador.

Pretende-se, assim, um novo olhar que propicie cidadania, inclusão social e aceitação, para que, a partir daí, sejam repensadas novas possibilidades de construção de um futuro menos injusto para com os estigmatizados, estejam eles onde estiverem.

A partir dessa discussão, torna-se importante refletir sobre o percurso educativo do aluno a partir das competências de ensino e das competências de aprendizagem que lhes possibilitem percorrer a distância a que se encontram, para instrumentalizar o processo de trabalho com pessoas em situação de rua. Todas essas atividades permitirão a reflexão e, a partir daí, a tomada de decisão para chegar até a resposta, que, nesse caso, é a qualificação do processo de trabalho. De acordo com Machado (2017), elementos referentes ao processo de trabalho são:

> [...] organização, à mediação e à atenção em um sistema de saúde pública e à articulação das demais políticas públicas complementares ao trabalho da eCR. São conhecimentos, habilidades e atitudes ligados à capacidade de promover a abordagem integral do processo saúde-doença na população, alinhada às políticas públicas de atenção e à gestão da assistência, de modo a construir estratégias para superar estigmas e preconceitos junto à comunidade e aos demais serviços e contemplar ainda a promoção de acesso às demais políticas públicas. (MACHADO, 2017, p. 60).

Cabe salientar que, por meio das competências para o trabalho propostas por Machado (2017), os referenciais teórico-práticos da Unidade de Aprendizagem I estão em consonância com o que o autor propõe como competências para o trabalho. Todas essas observações vêm ao encontro das ideias de Perrenoud (2000), que utiliza o conhecimento junto à ação, para alcançar o desempenho desejado.

6.4 UNIDADE DE APRENDIZAGEM II: "GESTÃO DO PROCESSO DE TRABALHO"

Nessa unidade, são apresentadas noções sobre os modos de realizar os processos de gestão do trabalho em saúde, considerando, porém, as especificidades que as equipes de Consultório na Rua (eCR) têm na realização de seu trabalho e, consequentemente, de sua gestão. Para isso, também são discutidos e compartilhados ferramentas e dispositivos de trabalho que possam contribuir para o desenvolvimento das ações de cuidado e de gestão nas eCR.

Os objetivos dessa unidade são: promover a reflexão da equipe sobre o seu processo de trabalho, visando ao aperfeiçoamento de suas práticas; promover o compartilhamento de experiências e oferecer ferramentas para a melhoria do processo de trabalho; fomentar e subsidiar a prática do planejamento, do monitoramento e da avaliação do processo de trabalho no cotidiano das equipes.

A unidade é composta de atividades e de um texto disparador de reflexões, que aborda os seguintes pontos: gestão do trabalho em saúde; as lógicas que regem o processo de trabalho das equipes de Consultório na Rua (eCR); gestão do processo de trabalho em saúde com a rua.

Destaca-se que a lógica do desenvolvimento e da aprendizagem do trabalho é quebrada na segunda unidade do livro ao se trabalhar a dinâmica gerencial da gestão do processo de trabalho em saúde nas eCR. O excesso de rotinas, metas e organização sistemática do trabalho vão de encontro ao trabalho em uma lógica centrada no sujeito e no entendimento de suas especificidades. Que fique claro o reconhecimento da necessidade de processos de registro e de trabalho, mas também a necessidade de conferência de institucionalidade por meio de processos de gestão, que parecem destoar do foco principal do curso: a formação de profissionais de saúde capazes de promover o cuidado da PSR e lhes conferir direitos básicos negados por sua estigmatização e dito desvio.

A presente Unidade de Aprendizagem II se estrutura sobre bases teóricas da gestão do processo de trabalho, que busca a construção do conhecimento a partir de atividades significativas, as quais contextualizam o ensino teórico a partir de questões práticas do cotidiano do trabalho. A competência para o trabalho em saúde preconizada aqui está predominantemente implicada na produção do cuidado, sendo este o sentido de sua existência. A competência profissional na teoria de Perrenoud (1999) se caracteriza pela mobilização de um conjunto de recursos cognitivos (saberes, capacidades, informações etc.) para solucionar, com eficácia, uma série de situações, apoiadas em conhecimentos.

Segundo Bonfim (2012), a importância do estudo sobre competência profissional é que permite um avanço para o desenvolvimento do conhecimento, das habilidades e das atitudes dos profissionais na busca pela qualidade e produtividade no ambiente de trabalho. Dessa maneira, o "saber-fazer" das eCR, por mais simples que seja, exige também o "saber" e o "saber-ser", capazes de pensar e atuar com qualidade na oferta do cuidado.

A compreensão das dimensões do cuidado, a partir da gestão dos processos de trabalho das eCR, serão discutidas a partir da análise do quadro a seguir.

Quadro 4 – Unidade de Aprendizagem II: Gestão do Processo de Trabalho

<table>
<tr><th>Competências de Aprendizagem a partir da Unidade 2</th><th>Competências de Ensino segundo Perrenoud (2000)</th><th>Atividades de Aprendizagem</th><th>Competências para o trabalho segundo Machado (2017)</th></tr>
<tr><td>Conhecer os processos de gestão do trabalho em saúde.</td><td>Organizar e dirigir situações de aprendizagem: trabalhar a partir das representações dos alunos.</td><td>Leitura de texto.</td><td rowspan="4">Organização e operação do processo de trabalho da eCR: capacidade de organizar a gestão do processo de trabalho e da clínica, privilegiando a utilização sistemática de informação (dados epidemiológicos, clínicos, territoriais, cultuais, da rede local etc.), valorizando o trabalho multiprofissional, a gestão horizontal e a clínica colaborativa (pautada pela comunicação), o trabalho humanizado e empregando a Redução de Danos como horizonte ético e técnico da equipe.</td></tr>
<tr><td>Compreender as especificidades das equipes de Consultório na Rua.</td><td>Enfrentar os deveres e os dilemas éticos da profissão: lutar contra os preconceitos e as discriminações sexuais, étnicas e sociais. Desenvolver o senso de responsabilidade, a solidariedade e o sentimento de justiça.</td><td>Reflexões sobre a gestão do trabalho em saúde.</td></tr>
<tr><td>Refletir sobre o seu processo de trabalho.</td><td>Envolver os alunos em suas aprendizagens e em seu trabalho: suscitar o desejo de aprender, explicitar a relação com o saber.</td><td>Reflexões sobre a organização do processo de trabalho das equipes de Consultório na Rua.</td></tr>
<tr><td>Vivenciar experiências visando à melhoria do processo de trabalho.</td><td>Conceber e fazer evoluir os dispositivos de diferenciação: abrir, ampliar a gestão de classe para um espaço mais vasto.</td><td>Construção, em pequenos grupos, de uma história que envolva a situação do processo de trabalho da equipe, atuando com a população em situação de rua.</td></tr>
</table>

Competências de Aprendizagem a partir da Unidade 2	Competências de Ensino segundo Perrenoud (2000)	Atividades de Aprendizagem	Competências para o trabalho segundo Machado (2017)
Fomentar e subsidiar a prática do planejamento, do monitoramento e da avaliação do processo de trabalho.	Administrar a progressão das aprendizagens: estabelecer laços com as teorias subjacentes às atividades de aprendizagem.	Debate produzido a partir de um resgate histórico do trabalho com população de rua no território.	
Conhecimentos sobre processo de trabalho da equipe, atuando com a população em situação de rua.	Dirigir um grupo de trabalho, conduzir reuniões. Formar e renovar uma equipe pedagógica. Enfrentar e analisar, em conjunto, situações complexas, práticas e problemas profissionais.	Discussão no Fórum.	
Compreender como as lógicas da Atenção Básica, da Saúde Mental e da Redução de Danos influenciam na construção da lógica das eCR e em seu processo de trabalho.	Conceber e fazer evoluir os dispositivos de diferenciação: abrir, ampliar a gestão de classe para um espaço mais vasto.	Síntese individual da discussão no serviço.	
Refletir sobre a relação entre a clínica ampliada e os processos de cogestão do trabalho.	Envolver os alunos em suas aprendizagens e em seu trabalho: suscitar o desejo de aprender, explicitar a relação com o saber e desenvolver a capacidade de autoavaliação.	Realização e relato autoavaliativo da microintervenção.	

Competências de Aprendizagem a partir da Unidade 2	**Competências de Ensino segundo Perrenoud (2000)**	**Atividades de Aprendizagem**	**Competências para o trabalho segundo Machado (2017)**
Analisar o processo de trabalho das equipes de Consultório na Rua (eCR) tomando como referência as diretrizes propostas.	Conceber e fazer evoluir os dispositivos de diferenciação: abrir, ampliar a gestão de classe para um espaço mais vasto.	Planejamento de uma microintervenção; relato/avaliação da microintervenção realizada.	
Compreender e refletir a respeito das situações do serviço que ganham estatuto de problema.	Administrar a progressão das aprendizagens: estabelecer laços com as teorias subjacentes às atividades de aprendizagem.	Elaborar um problema relacionado ao processo de trabalho da eCR.	

Fonte: dados da pesquisa (elaboração da autora) (2019)

Partir do entendimento do conceito de competências é o primeiro passo para mudanças nas concepções de ensino, afinal exigem novas formas de ensinar. O conceito rompe com a abordagem reducionista da transmissão de conteúdos para uma abordagem a partir da participação ativa dos alunos, valorizando os saberes que advêm de meios socioculturais diferentes, vivências individualizadas para, a partir deles, construir conhecimento por meio de reflexões, de situações-problema, atividades em grupos e individuais, tornando a aprendizagem significativa.

Sobre situação-problema proposta como competência de aprendizagem pelo curso, Perrenoud (2002) afirma que esta se organiza em torno de uma situação de caráter concreto, que permite ao aluno formular hipóteses e conjecturas. Os alunos veem a situação proposta como um verdadeiro enigma a ser resolvido. Essa é uma condição para que funcione a devolução: o problema, ainda que inicialmente proposto pelo professor, torna-se questão dos alunos. A situação-problema deve oferecer resistência suficiente, levando o aluno a investir nela, em seus conhecimentos anteriores e em suas representações, de modo que ela leve a questionamentos e à elaboração de nova ideias.

Para desenvolver competências previstas na presente Unidade de Aprendizagem, opta-se pelo estímulo ao emprego de metodologias inovadoras e pela contextualização dos conteúdos teóricos a partir de atividades com as situações fictícias e reais e o envolvimento do aluno com atividades práticas contextualizadas com a literatura. De acordo com Perrenoud (2000), não se pode programar as aprendizagens humanas como a produção de objetos industriais. Na perspectiva do autor, todo ensino deveria ser estratégico, ou seja, concebido em longo prazo. Cada ação sendo decidida em função de sua contribuição almejada à progressão de aprendizagens de cada um. A competência em administrar a progressão da aprendizagem correspondente assume uma importância sem precedentes e ultrapassa o planejamento didático dia após dia. Ela mobiliza outras competências mais específicas, entre as quais será trabalhada a primeira, que é estabelecer laços com as teorias subjacentes.

Uma das atividades propostas foi refletir sobre a gestão do trabalho. A atividade foi realizada de forma presencial, dividida em duas partes, e consistiu, em um primeiro momento, de apresentação do grupo de alunos, tutores e orientadores de aprendizagem referentes à unidade. Os objetivos foram: possibilitar um ambiente de interação entre os participantes do curso; promover reflexões sobre a gestão do trabalho em saúde e sobre a organização do processo de trabalho das equipes de Consultório na Rua. Produtos: história construída em grupo, que falou do processo de trabalho da equipe com a população em situação de rua e discussões em grupo. A dimensão processo de trabalho, apresentada na Unidade, está em consonância com os achados de Machado (2017, p. 59), que diz:

> Organização e operação do processo de trabalho da eCR: Capacidade de organizar a gestão do processo de trabalho e da clínica, privilegiando a utilização sistemática de informação (dados epidemiológicos, clínicos, territoriais, culturais, da rede local, etc.), valorizando o trabalho multiprofissional, a gestão horizontal e a clínica colaborativa (pautada pela comunicação), o trabalho humanizado e empregando a Redução de Danos como horizonte ético e técnico da equipe.

Nesse sentido, competência é o conjunto de habilidades que vai trazer uma forma harmônica entre o que se faz e o que se aprende. Uma coerência entre função e profissão. Importante destacar que, na pesquisa de Machado (2017), ficou evidente que as competências propostas para o processo de trabalho não se revelam como específicas ou exclusivas, mas sim como elementos que fazem parte da atuação "desejável" de uma equipe de Atenção Básica, orientada pela PNAB, fazendo jus ao detalhamento da qualificação dos documentos e materiais informativos, de "como" materializar as diretrizes do cuidado e da atenção junto à população em situação de rua.

Importante destacar o quanto as atividades são construídas em grupo, a partir das miniequipes. Essa proposta está relacionada com a competência trabalho em equipe de Perrenoud (2000). Sobre tal competência, é importante destacar que, mesmo em uma equipe democrática, alguns exercem forte influência sobre as decisões da equipe e outros têm a impressão de se submeter ao líder. Sem competências de regulação que expressem tais impressões e proponham um equilíbrio melhor, a equipe irá dissolver-se. Perrenoud (2000) afirma que trabalhar em equipe é uma questão de competência e pressupõe a convicção de que a cooperação é um valor profissional. A cooperação é um meio que deve apresentar mais vantagens que desvantagens. Uma equipe pode ter um saber insubstituível: "dar a seus membros uma ampla autonomia de concepção ou de realização cada vez que não for indispensável dar-se as mãos [...]" (PERRENOUD, 2000, p. 82). As competências específicas elencadas são: elaborar um projeto em equipe, representações comuns; dirigir um grupo de trabalho, conduzir reuniões e enfrentar e analisar, em conjunto, situações complexas, práticas e problemas profissionais.

Essa atividade foi dividida em duas partes. A primeira parte começou com a construção, em pequenos grupos, de uma história (fictícia) na qual a gestão tenha sido mobilizada, para lidar com uma situação do processo de trabalho da equipe, atuando com a população em situação de rua. A atividade foi realizada a partir de uma dinâmica da construção da história. Foram entregues tarjetas para os participantes, aleatoriamente, com uma identificação profissional (exemplo: dentista, médico, assistente social, ACS etc.). Um participante iniciou a construção da história apontando brevemente uma situação. Cada participante pensa nessa situação e dá continuidade à história a partir da identificação que recebeu. A história é concluída após todos os participantes terem feito a intervenção. Porém, se o grupo compreender que, depois das intervenções de todos os participantes, a história ficou em aberto, pode concluí-la coletivamente. Após a conclusão da história, foram realizadas, com base nela, duas rodadas de discussão, cujas questões disparadoras foram: o que caracteriza o processo de trabalho dessa equipe? Quem você identifica como gestor mobilizado nessa situação? Como a gestão dos processos de trabalho interferiu ou pode interferir nas práticas de cuidado? Como as práticas de cuidado interferiram ou podem interferir na gestão? O que caracteriza a gestão do processo de trabalho dessa equipe? Que elementos devem ser priorizados pela gestão na história construída? A gestão deve estar a serviço de quem e do quê? Quem deve participar do processo decisório da gestão? Que mecanismos devem ser pensados para a organização da gestão? Quando concluídas as rodadas de discussão, a turma se reúne para que sejam apresentados os consensos e dissensos produzidos nos grupos e debatidas essas produções.

Após os debates, cada aluno produziu uma síntese individual, de duas a quatro páginas, articulando as discussões realizadas no grupo com a leitura dos textos indicados.

A segunda parte da atividade consistiu em uma discussão produzida a partir de um resgate histórico do trabalho com população de rua no território, realizado em miniequipes, considerando as diferentes inserções dos participantes. Nas miniequipes, definir um caso/situação ocorrido no território que expresse a importância do trabalho desenvolvido especificamente com a população de rua.

Ainda reunidos nas miniequipes, debater esse caso, levando em consideração a seguinte questão: como as diferentes inserções dos participantes nas equipes se expressam nos seus pontos de vista sobre o caso? Escolher uma forma de contar esse caso/situação para o restante da turma, de modo que apareçam as diferentes perspectivas debatidas (pode ser feito em forma de encenação, apresentação de painel, apresentação expositiva etc.) e preparar essa apresentação. Apresentar o caso/situação para os demais grupos da turma. Após a apresentação de todos os grupos, debater com toda a turma as seguintes questões: quais os pontos em comum e os específicos que aparecem nos casos/situações apresentados pelos diversos grupos? De que forma a composição das equipes interfere no desenrolar das ações desenvolvidas? Como as diferentes perspectivas trazidas pelos integrantes das equipes facilitam e/ou dificultam o desenvolvimento das ações? Qual o sentido de construir um serviço específico de atendimento em saúde para população em situação de rua? Quais as potencialidades desse serviço para o SUS? Quais riscos ele pode gerar para o sistema de saúde? Quais são os efeitos do trabalho das eCR nas ESF e/ou nos NASFs?

Sendo assim, a presente Unidade não concebe a aprendizagem como acúmulo de informações, mas como um processo de construção de significados, conforme propõe Perrenoud (2000). Vale ressaltar as experiências e vivências de cada profissional da equipe e, a partir dessas experiências articuladas ao componente teórico, propor uma reorientação das estratégias e modos de cuidar e tratar, seja de maneira individual ou coletiva.

Para esse fim, as atividades de aprendizagem foram elaboradas a partir das dimensões do território de atuação, eixos organizadores, princípios éticos e dispositivos concretos, procurando repensar o processo de trabalho das eCR partindo do território de atuação da equipe. Nesse sentido, a formação para o SUS deve partir dos processos educativos no mundo do trabalho, na realidade profissional, incorporando o fato de que os saberes são sempre contextualizados. Sendo assim, o percurso do aluno no curso foi realizado a partir de "miniequipes" constituídas com base na proximidade geográfica dos alunos, de modo a garantir a problematização das práticas, levando os alunos a refletir sobre situações de aprendizagem significativas, desafiando-os frente aos contextos reais da vida e do trabalho. Segundo Feuerwerker (2000), eleger estratégias e modelos de capacitação reconstruídos aos contextos de trabalho e espaço de ação dos participantes tende a minimizar o vazio na formação dos profissionais diante dessa permanente reestruturação.

A Educação Permanente aparece como tema privilegiado para se pensar a dimensão do cuidado a partir da perspectiva do processo de trabalho, pois os autores entendem que no planejamento, na organização da equipe e no processo de educação permanente o cuidado e o acolhimento são princípios éticos que estão presentes em cada uma dessas atividades e em cada uma das três territorialidades, tanto em relação ao usuário como ao trabalhador.

Na concepção de Ausubel, Novak e Hanesian (1980), para que a aprendizagem significativa aconteça em relação a um determinado conteúdo, são necessárias três condições: o material didático com conteúdo estruturado de maneira lógica; a existência na estrutura cognitiva do aluno de conhecimento organizado e relacionável com o novo conteúdo; a vontade e disposição do aluno de relacionar o novo conhecimento com aquele já existente.

Levar a clínica para a rua, trazer a população em situação de rua para as redes que compõem a Atenção Básica e as redes relacionais é fazer valer a saúde como um direito. Trata-se de uma ação humanizante que traz nova sociabilidade aos grupos submetidos ao desamparo, que é próprio da desigualdade social do Brasil.

6.5 UNIDADE DE APRENDIZAGEM III: "CUIDADO À PESSOA EM SITUAÇÃO DE RUA"

O curso preconiza que todos os alunos tenham uma visão geral de como a situação de rua interfere na prática do cuidado, na recuperação e na reabilitação das pessoas que precisam de assistência. Muitos recursos já estão disponíveis na rede, mas, para que esses recursos possam ser utilizados na efetivação do cuidado, é importante que cada um tenha clareza de seu papel no processo.

O objetivo geral dessa unidade é: prover subsídios (informações, reflexões e vivências) para a realização de um cuidado integral e efetivo às pessoas em situação de rua. Para alcançar esse objetivo geral, é preciso promover: o empoderamento dos participantes para garantia de um cuidado integral às pessoas em situação de rua; o trabalho de maneira intersetorial e multidisciplinar no desenvolvimento do cuidado às pessoas em situação de rua; o desenvolvimento da aprendizagem com os pares no processo do cuidado às pessoas em situação de rua; a valorização dos diversos saberes locais referentes ao cuidado das pessoas em situação de rua.

Ao concluir as atividades da unidade, a ideia é que o aluno tenha acesso a um conjunto de práticas para o cuidado com as pessoas em situação de rua, construído pela troca de experiências e conhecimentos entre os diversos atores participantes e com os recursos didáticos disponibilizados pelo curso.

O cuidado é retomado como elemento formador na terceira unidade, a partir da reflexão de seu significado como cuidado de si como relação, conforme proposto por Foucault (2003). Há uma orientação para a produção de saúde como produção de subjetividade, propondo reposicionamento nas relações de poder. Essa interessante noção é ceifada pela institucionalidade da proposição de Projeto Terapêutico, que é constituída pelo preenchimento de uma ficha longa e institucional e instruções para cuidados ligados a condições de saúde e ciclos de vida que abrangem: uso de álcool e outras drogas; DST, HIV, Aids; feridas e doenças de pele; gestação; hipertensão e diabetes; infestações; transtornos mentais; questões de gênero; e tuberculose.

Oferecer cuidado não é apenas oferecer um pernoite ou uma consulta médica. A prática do trabalho na rua exige aliar a humanidade ao conhecimento. O cotidiano do trabalho surpreende sempre, a cada dia surge uma novidade, uma situação que tira os profissionais da "zona de conforto", do conhecimento técnico e os instiga a pensar sobre política, cultura e todos os pontos que fazem o cuidado ir muito além do tratamento. Problemas sociais complexos exigem ações intersetoriais, diálogo e participação ativa das pessoas envolvidas. Integração e colaboração entre os diversos setores da sociedade são fundamentais para a efetivação do direito à saúde desse grupo.

Para desenvolver as competências previstas na Unidade III, o curso opta por iniciar o percurso de aprendizagem a partir das atividades teóricas e práticas, concomitantemente com a contextualização dos conteúdos.

O levantamento e a análise de informações dessa Unidade de Aprendizagem foram realizados com base no conceito de competência desdobrado no seguinte quadro.

Quadro 5 – Unidade de Aprendizagem III: Cuidado à pessoa em situação de rua

Competências de Aprendizagem a partir da Unidade 3	**Competências de Ensino segundo Perrenoud (2000)**	**Atividades de Aprendizagem**	**Competências para o trabalho segundo Machado (2017)**
Prover subsídios (informações, reflexões e vivências) para a realização de um cuidado integral e efetivo às pessoas em situação de rua.	Envolver os alunos em suas aprendizagens e em seu trabalho: suscitar o desejo de aprender, explicitar a relação com o saber e desenvolver a capacidade de autoavaliação.	Discussão sobre o que é cuidado e a elaboração de um caso.	Atenção integral à PSR: capacidade de articular aspectos biológicos, psicológicos e sociais que subsidiem a atenção à saúde. Compreende desde a escuta e abertura ao outro à interpretação e à aplicação do conhecimento científico e outros saberes na área da saúde para resolução de problemas da população atendida.
Aprender conhecimentos que garantam um cuidado integral às pessoas em situação de rua.	Organizar e dirigir situações de aprendizagem: trabalhar a partir das representações dos alunos.	Construir, em miniequipe (pelo AVA), um Projeto Terapêutico Singular (PTS) para o caso selecionado.	
Refletir sobre trabalho de maneira intersetorial e multidisciplinar no desenvolvimento do cuidado às pessoas em situação de rua.	Dirigir um grupo de trabalho, conduzir reuniões. Formar e renovar uma equipe pedagógica. Enfrentar e analisar, em conjunto, situações complexas, práticas e problemas profissionais.	Leitura e transcrição de textos introdutórios com as especificidades do cuidado na rua.	

Competências de Aprendizagem a partir da Unidade 3	**Competências de Ensino segundo Perrenoud (2000)**	**Atividades de Aprendizagem**	**Competências para o trabalho segundo Machado (2017)**
Valorizar os diversos saberes locais referentes ao cuidado das pessoas em situação de rua.	Enfrentar os deveres e os dilemas éticos da profissão: lutar contra os preconceitos e as discriminações sexuais, étnicas e sociais. E desenvolver o senso de responsabilidade, a solidariedade e o sentimento de justiça.	Fórum com perguntas norteadoras gerais e específicas de cada tópico.	

Fonte: dados da pesquisa (elaboração da autora) (2019)

A dimensão de cuidado apresentada na referida Unidade tem como base a intersetorialidade para a efetivação do cuidado à saúde da população em situação de rua. Nessa unidade, serão apresentadas especificidades do cuidado na rua. A unidade não se propõe a dar conta de todos os elementos do cuidado, mas pretende ilustrar os principais problemas de saúde encontrados por essas pessoas.

Reforçando a proposta de cuidado ofertado pelas eCR, a Unidade de Aprendizagem propõe uma atividade relacionada às competências necessárias ao trabalho com população em situação de rua. O objetivo da atividade foi conhecer as competências necessárias ao cuidado à população em situação de rua. Sobre as competências profissionais para o cuidado à PSR, no eixo cuidado/clínica, a pesquisa de Machado (2017, p. 58) apresenta os seguintes dados:

> Atenção integral à PSR: capacidade de articular aspectos biológicos, psicológicos e sociais que subsidiem a atenção à saúde. Compreende, desde a escuta e abertura ao outro, a interpretação e a aplicação do conhecimento científico e outros saberes na área da saúde.

Ou seja, competência entendida como conhecimento aliado à ação para a efetivação do trabalho com a população em situação de rua.

Para subsidiar a construção da atividade, o material didático propõe algumas questões norteadoras, são elas: qual é a minha experiência pessoal ou familiar com pessoas em situação de rua, portadores de transtorno mental ou com problemas com álcool e outras drogas? Como essas experiências podem afetar meu trabalho, potencializando-o ou fragilizando-o? Quais sentimentos, reações emocionais, pensamentos eu tenho ao me deparar com alguém em situação de rua? Como eu me sinto ao cuidar dessas pessoas? Quais as situações que me deixam menos confortável e quais as que me deixam mais confortável? Quais pensamentos, atitudes ou crenças que eu tenho hoje podem fragilizar-me no cuidado às pessoas em situação de rua?

A estratégia utilizada para a execução da atividade foi uma discussão nas equipes por meio de dinâmicas e questões norteadoras. Cada miniequipe realizou uma discussão sobre as competências necessárias para o cuidado à população de rua e estruturou um produto da discussão em uma proposta de quais sejam essas competências. Após essas ações, as miniequipes se reuniram em turma com o tutor e compartilharam os resultados. Uma observação relevante sobre a atividade foi uma caixa de diálogo que trazia uma reflexão acerca da construção do vínculo entre profissionais e usuários. Nela dizia que o vínculo entre profissionais e usuários depende, em grande parte, do universo simbólico, da vida interior e da experiência pessoal do profissional.

Pode-se articular essa atividade com a competência relacionada ao envolvimento dos alunos em suas situações de aprendizagem e em seu trabalho. Por muito tempo, o desejo de saber e a decisão de aprender pareceram fatores fora do alcance da ação pedagógica, se estivessem presentes, pareceria possível ensinar; caso contrário, nenhuma aprendizagem pareceria conveniente. Segundo Perrenoud (2000, p. 69),

> As "teorias subjetivas" da vontade de trabalhar e de aprender são tão diversas quanto as representações espontâneas da inteligência e de sua gênese. Se as instituições de ensino quisessem criar e manter o desejo de saber e a decisão de aprender, deveriam diminuir seus programas, de modo a "integrar em um capítulo tudo o que permita aos alunos dar-lhe sentido e ter vontade de se apropriar desse conhecimento.

A competência referida é de ordem didática, epistemológica e relacional. Dentre as competências específicas, será utilizada uma em especial, que é suscitar o desejo de aprender, explicitar a relação com o saber.

Ainda sobre a proposta de cuidado, outra atividade merece destaque. Ela falava sobre a prática do cuidado na rua. Objetivando conhecer e apresentar a visão dos trabalhadores de diferentes setores sobre a atuação das eCR, a estratégia para concretização da atividade foi entrevistar os principais atores envolvidos no oferecimento do cuidado nas equipes locais. Sobre essa atividade, outra relação pode ser feita a partir da competência de conceber e fazer evoluir os dispositivos de diferenciação. Diferenciar é romper com a pedagogia frontal. A mesma atividade para todos é, sobretudo, criar uma organização do trabalho e dos dispositivos didáticos que coloquem os alunos em situações favoráveis de ensino, priorizando aqueles que têm mais a aprender.

> Certas aprendizagens só ocorrem graças a interações sociais, seja porque se visa ao desenvolvimento de competências e comunicação ou de coordenação, seja porque a interação é indispensável para provocar aprendizagens que passem por conflitos cognitivos ou por formas de cooperação (PERRENOUD, 2000, p. 56).

Uma competência específica a ser destacada é a de abrir e ampliar a classe para um espaço mais vasto. Como produto, o aluno deveria enviar um texto individual contendo os relatos obtidos nas entrevistas.

Para nortear o aluno na construção da atividade, o material sugere um roteiro de perguntas. Dentre elas três foram eleitas para discussão, são elas: como você entende, hoje, o cuidado às pessoas em situação de rua? Quais as especificidades desse cuidado? É possível um cuidado compartilhado? Ainda como apoio para a construção da atividade, o caderno do aluno propõe textos de reflexão. Em consonância com a pergunta sobre cuidado compartilhado, está um texto sobre integralidade na assistência à saúde.

Essa atividade está relacionada à competência de ensino de Perrenoud (2000), que diz que o professor deve envolver os alunos em suas aprendizagens e em seu trabalho, suscitando neles o desejo de aprender, explicitando a relação com o saber, desenvolvendo a capacidade de autoavaliação. Portanto, a atividade foi trabalhada a partir de situações do cotidiano, dando significado ao aprendizado, fazendo conexões com o conteúdo e tornando o conhecimento real para o aluno, de modo que a aprendizagem passasse a ser, de fato, significativa, conforme imagem a seguir.

Segundo Machado (2017), a perspectiva de competências, segundo Perrenoud (2000), posiciona o conceito para além da capacidade de articular conhecimentos. Ela inclui, na proposta de construção, as capacidades, habilidades, valores e atitudes que permitem pensar na proposta de clínica/cuidado, processo de trabalho e trabalho em rede.

Figura 10 – Construção de cuidado

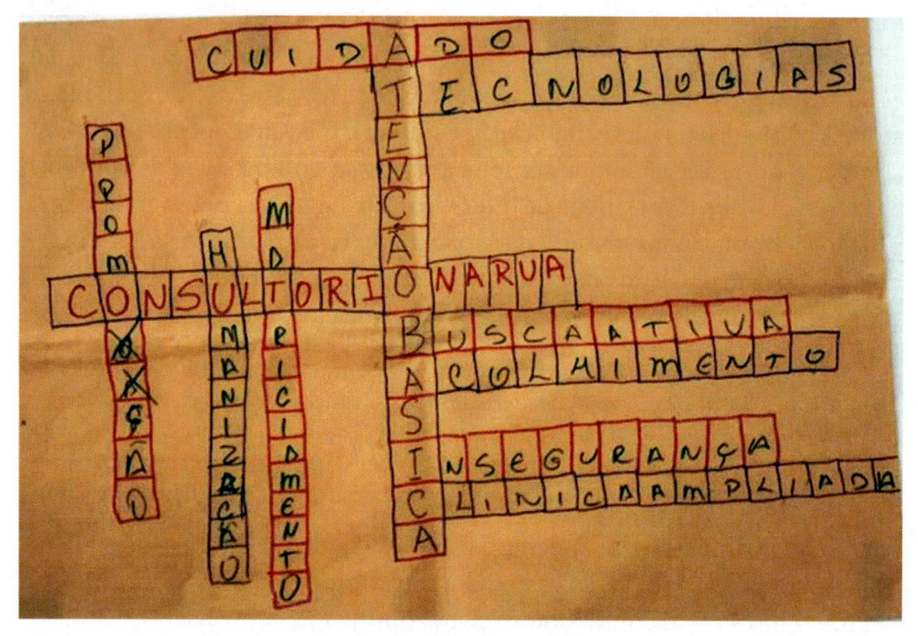

Fonte: atividade dos alunos (dados da autora)

As práticas de saúde das equipes de Consultório na Rua têm provado que a oferta de cuidado oferecida à população em situação de rua é potente no território, e que as redes social e comunitária auxiliam no tratamento e alívio do sofrimento (ENGSTROM, 2016).

A rua é um espaço de cuidado, mas as demandas se encontram em diversos níveis, e devem ser acolhidas em espaços diferenciados. As equipes de Consultório na Rua devem investir na rua como mais uma possibilidade de cuidado, sem dispensar os espaços convencionais de atendimento, como hospitais e unidades de saúde (PAULA; SILVA, 2015). Assim, o processo de cuidar deve passar pela avaliação constante das equipes, permitindo uma reflexão sobre suas práticas. Acrescente-se a importância da qualificação de ações técnicas e das relações entre cuidado e cuidador, que valorizem as singularidades de cada morador de rua.

7

O CUIDADO MUITO ALÉM DO TRATAMENTO: UM CAMINHO POSSÍVEL?

O Ministério da Saúde, a partir de seus diversos órgãos subordinados, e algumas organizações da sociedade civil, vêm promovendo diversas atividades com o intuito principal de qualificar os profissionais atuantes nos Consultórios na Rua. A premissa institucional é a de que o desenvolvimento de espaços de diálogo permanente entre trabalhadores da saúde, acadêmicos, gestores e a população-alvo dessa política pública possibilite conhecer a realidade a partir dos problemas e, assim, criar estratégias para enfrentá-los. Durante a pesquisa, a autora deste livro esteve presente, ora como ouvinte, ora como auxiliar, ora como tutora de algumas dessas atividades realizadas em todo o país, que foram desenvolvidas em forma de cursos, seminários e encontros. A participação da pesquisadora nesses eventos permitiu compartilhar e conhecer distintas experiências de implantação e trabalho das equipes dos Consultórios na Rua, proporcionando uma apreensão desse programa para além de suas diretrizes reguladoras. Conversar com e ouvir os diversos profissionais integrantes dessas equipes atuantes nas distintas regiões do país permite ter uma visão das especificidades e dificuldades da implementação dessa política pública no território nacional.

Conforme já explicitado no capítulo anterior, muitas são as trajetórias e histórias de vida das mais de cinquenta mil pessoas que vivem em situação de rua nas cidades brasileiras[9]. Esse segmento populacional heterogêneo se caracteriza por ocupar os logradouros públicos e áreas degradadas da cidade fazendo-os de espaço de habitação e relações sociais. Comumente definidos pelos signos da carência e da exclusão, a população em situação de rua é concebida pelo imaginário social como aquela a quem tudo falta: recursos materiais e simbólicos, vínculos familiares, trabalho formal, asseio, disciplina etc.

[9] Esse quantitativo é uma estimativa, subestimada, feita pelo Ministério da Saúde a partir de levantamentos do Ministério do Desenvolvimento Social em 71 municípios brasileiros em 2008 e daqueles realizados separadamente pelos municípios de São Paulo, Recife, Porto Alegre e Belo Horizonte (BRASIL, 2014).

Submetidos a inúmeros casos de violência[10], seja por parte do Estado e de suas políticas higienistas, seja por atos individuais criminosos, esses sujeitos são historicamente marcados pela invisibilidade e pela exclusão dos direitos civis, sendo encarados enquanto um "problema social" cuja solução passava exclusivamente pelas vias caritativas e assistencialistas. Desde a década de 1990, entidades civis e movimentos sociais vêm pressionando os órgãos governamentais para que esse segmento populacional seja reconhecido como sujeitos de direitos.

Desde a implantação do Consultório na Rua, conforme a avaliação de Londero *et al.* (2012, p. 20), o CnaR "coloca o sistema de saúde em xeque ao trazer à tona um tipo de população que problematiza os modos estruturados de produzir saúde e as características de rede utilizadas na organização dos serviços e suas prioridades" e, ao mesmo tempo, traz a necessidade de se discutir a implementação na Atenção Básica de uma política realmente equitativa e humanizada de saúde.

A partir dessa problemática, busca-se, neste capítulo, descrever as dificuldades e os desafios para a promoção do cuidado equitativo e humanizado em saúde, uma vez que os profissionais de saúde enfrentam tais dilemas na execução cotidiana dessa estratégia de atenção básica, o que é passível de observação por meio da análise das reflexões dos três atores implicados nessa política pública: gestores, profissionais de saúde e pessoas em situação de rua.

Três eventos específicos serão tomados como foco de análise: "Encontro com as Equipes de Consultório na Rua", "Primeiro Encontro Nacional de Consultório na Rua" e o "Seminário Estadual População em situação de rua".

Consideram-se os eventos aqui tratados como momentos privilegiados para analisar qualitativamente as problemáticas e tensões que estão colocadas na atuação das eCR, uma vez que nesses encontros podem ser percebidas as diferenças de perspectiva e atuação dos distintos profissionais que integram as equipes. Além disso, ao reunir no mesmo espaço e equiparar as falas não apenas dos distintos profissionais, mas destes e dos membros do segmento social atendido, que estiveram presentes em dois desses encontros, a análise desses eventos proporciona uma abordagem do CnaR a partir de suas complexidades constitutivas, que envolvem projetos e demandas de sujeitos sociais distintos.

[10] De acordo com dados da Secretaria de Direitos Humanos da Presidência da República, 195 moradores de rua foram assassinados em todo o Brasil só no primeiro semestre de 2013 (BRASIL, 2011d).

O "Encontro com as Equipes de Consultório na Rua" ocorreu em novembro de 2014 no auditório do Laboratório Central de Saúde Pública do Rio de Janeiro Noel Nutels (LACEN/RJ) e reuniu diversos membros das eCR de todo o estado fluminense. Reunidos em grupos de trabalho, os participantes compartilharam suas experiências locais, relatando dificuldades e obstáculos e buscaram construir, juntos, soluções para os problemas apresentados.

Um dos primeiros pontos aludidos dizia respeito à composição das equipes. Relatou-se a dificuldade de agregar ao grupo profissionais de saúde bucal, uma vez que era persistente a resistência dos dentistas em oferecer serviços a esse perfil populacional. Outro quesito trazido à tona concernia à defasagem de remuneração entre os profissionais do grupo, principalmente a que ocorria entre o agente comunitário de saúde e o agente social. A infraestrutura para atuação das eCR também entrou na pauta dos debates. Algumas equipes, como a da cidade de Niterói, não possuíam espaço fixo para reunião de seus integrantes e a da cidade de Resende ainda não contava com a regularização no CNES do imóvel que utilizavam. Outra questão manifestada dizia respeito à ampliação do horário para atendimento, uma vez que as demandas das pessoas em situação de rua aconteciam, muitas vezes, em períodos em que as eCR não estavam disponíveis. Além do mais, os participantes falaram acerca do problema da identificação visual das equipes dos CnaR e da inviabilidade do uso de jalecos. Também foi destacado que algumas equipes enfrentam dificuldade de locomoção dos profissionais, pela falta de automóveis à disposição em algumas unidades.

Os integrantes das equipes que participavam do encontro também discutiram temas relativos aos processos de trabalho, tal como o cadastramento. Falou-se da necessidade de cadastramento no E-SUS nos municípios que utilizam esse sistema e para aqueles que ainda não utilizam a manutenção do uso da "ficha A" e do registro no SAIPS. Os participantes compartilharam, ainda, os critérios adotados para o cadastramento dos usuários dos Consultórios na Rua. Em Niterói, por exemplo, o cadastramento era realizado com base na frequência na rua do usuário. Faz-se o cadastro daqueles que foram atendidos ao menos duas vezes. Outras equipes relataram que só realizam o cadastro após constatada a permanência do usuário durante, pelo menos, um mês no território em que atuam. O grupo que trabalha no centro do Rio de Janeiro compartilhou a diferença que adota na classificação do usuário, entre aqueles que moram na rua e aqueles que ficam nas ruas em situações pontuais. Já a equipe de Macaé relatou que os cadastramentos são realizados mesmo quando os usuários possuem residência, quando consideram que há um vínculo frágil entre aquele e seus corresidentes. No caso da equipe que atua no bairro de Santa Cruz (Antares/RJ), há o cadastramento tanto da população em situação de rua quanto das pessoas que estão abrigadas. Outro tema manifestado pelos participantes dizia respeito às dificuldades de cadastramento das pessoas em situação de rua que não possuem documentação civil.

Diante dessas questões, foram feitas algumas propostas pelos participantes do encontro. Para enfrentar tais ocorrências, o grupo propôs a promoção de reuniões com os coordenadores municipais de Saúde Bucal para que eles pudessem sensibilizar os profissionais dessa área em relação à importância do atendimento à população em situação de rua e levar a questão remuneratória para ser debatida em reunião oficial. Propôs-se que fosse criado um uniforme específico e uso de crachá, além do acompanhamento de tais dificuldades pelos assessores das regiões. Foram apontadas a necessidade da criação de uma rede de comunicação entre as equipes de CnaR para o acompanhamento dos casos; a importância da consolidação de um cadastro único e integrado; de repensar o cadastramento pelo critério territorial, dada a característica nômade da população em situação de rua; de sistematizar todas as dificuldades que são encontradas no cadastramento da população em situação de rua, para que pudessem ser enviadas ao Ministério da Saúde e pudesse haver, por parte dessa instituição, uma atualização dos sistemas a partir das necessidades identificadas.

Apontou-se, também, a indispensabilidade da aquisição de equipamentos eletrônicos (como tablets), para a produção de cadastros em algumas equipes que ainda não dispunham de tais ferramentas. Aludiu-se igualmente às condições em que se deveria retirar o usuário do cadastro, apontando-se para situações de óbito e para os casos em que a pessoa não fosse vista no período de um ano na região onde costumava permanecer.

A indisponibilidade de equipamentos compromete a qualidade do serviço ofertado, impossibilita a execução das ações de maneira resolutiva e desgasta o profissional pela constante cobrança de respostas às solicitações (PEDROSA *et al.*, 2011).

Outra proposta apresentada foi a criação de indicadores a partir das especificidades da população em situação de rua, uma vez que alguns daqueles fornecidos pelo Departamento de Atenção Básica do Ministério da Saúde (DAB/MS) não correspondem às necessidades do grupo atendido. Ainda outra dificuldade apontada pelas equipes do CnaR concerne às situações em que a população atendida é composta por crianças e adolescentes. Aludiu-se à necessidade de, nesses casos, ser realizado um trabalho integrado com os órgãos de proteção e, para tanto, à possibilidade de convidar representantes dessas instituições, que discutem o atendimento às crianças e adolescentes em situação de rua e/ou de vulnerabilidade social, para o próximo encontro das equipes de Consultórios nas Ruas.

Ainda que as dificuldades em tornar a intersetorialidade sejam reais, essa tem sido uma das melhores estratégias para o processo de viabilização de direitos das políticas públicas. Sendo assim, estas não podem se desenvolver de forma desarticulada, sobretudo quando se trata de políticas voltadas para populações em situação de vulnerabilidade social, assim como as pessoas em situação de rua (SAMPAIO, 2014).

A partir das situações narradas nesse encontro por cada profissional participante, pode-se perceber que as eCR vêm buscando contornar os problemas encontrados na execução dessa política pública. Por meio de suas experiências, eles vêm percebendo as necessidades da população atendida e buscam, por meio de soluções criativas, contornar as dificuldades que vão se apresentando no curso dos trabalhos. As propostas relativas às pequenas mudanças em relação à infraestrutura, como melhorar a identificação dos profissionais que atuam nas ruas e adquirir aparelhos eletrônicos portáteis para agilizar os trabalhos realizados *in loco*, mostram como é fundamental o constante diálogo e reflexão entre integrantes de equipes distintas para o compartilhamento, não apenas das dificuldades, mas, principalmente, das soluções. Isso, no entanto, não deve eximir o Estado de proporcionar condições adequadas para o trabalho dos profissionais de saúde.

Os debates promovidos durante o Primeiro Encontro Nacional de Consultórios na/de Rua (PENCR) — que ocorreu em abril de 2016, no Núcleo Estadual do Rio de Janeiro (NERJ), do Ministério da Saúde, e reuniu profissionais de saúde e assistência social de várias regiões do Brasil, além de representantes do Movimento Nacional de População de Rua (MNPR) — mostram que parte dos profissionais engajados na estratégia de saúde dos CnR estão conscientes da necessidade da *humanização* no atendimento às pessoas em situação de rua e se empenham em compreender, por meio das trocas propiciadas pelos encontros, os desafios impostos ao Estado e às organizações da sociedade civil no atendimento a essa população.

Durante uma das conferências do PENCR, dois médicos, um que também é professor e outro que integra uma equipe de Consultório na Rua na cidade de Curitiba, colocaram em discussão a perspectiva que deve operar nas atividades de intervenção do cuidado em saúde com pessoas em situação de rua. Em consonância com uma bibliografia que argumenta a favor da importância da construção de vínculos no atendimento à população em situação de rua (FERREIRA JÚNIOR *et al.*, 2003; FERREIRA *et al.*, 2011), os médicos falaram a favor de uma concepção mais humanista, em que o estabelecimento de vínculos entre os cuidadores e aqueles que recebem cuidados deve ser pensado como um dos requisitos mais importantes para o sucesso da política, exortando os profissionais presentes a irem além da execução de protocolos e manobras impessoais.

Uma vez que as pessoas em situação de rua, submetidas cotidianamente às condições de extrema vulnerabilidade e estigmatização, não procuram espontaneamente serviços de saúde ou de assistência, faz-se necessário, na avaliação dos médicos conferencistas, que os profissionais estejam atentos para a necessidade de criação de relações com esses usuários, uma vez que o vínculo, diferentemente das tecnologias que fundamentam o modelo hegemônico de cuidado, deve ser algo construído de forma contínua, sendo necessários tempo, insistência, reflexão, discussão em equipe, disposição etc. Em outro momento, em uma roda de conversa, outro médico psiquiatra, e diretor do Centro de Tratamento de Abusos de drogas (CETAD), destacou, em sua fala, o fato de que "não é preciso 'dar' cidadania às pessoas que vivem em situação de rua. É preciso criar vínculos, construir a cidadania junto com elas, trocar experiências e se reconhecer no outro, ouvindo de forma plena o que elas falam". Além disso, também foi salientado, por um representante do CnaR da cidade de São Bernardo do Campo, que, para um acolhimento mais adequado, é necessário que os profissionais de saúde se esforcem por conhecer-se mutuamente, visando à tessitura de uma integração producente. O espírito do acolhimento é a tecnologia de ponta de nosso trabalho, concluiu em sua fala.

Foi levantada, também, a importância de estudos com abordagem e metodologias qualitativas para dar conta das especificidades e contextos da população de rua. Outro participante, epidemiologista da Fiocruz, disse que todos os que trabalham na rua têm de observar padrões e singularidades para construir políticas públicas. Também nesse sentido, uma pesquisadora da área de saúde da UFBA disse que as políticas públicas destinadas à população que vive em extrema vulnerabilidade ainda são construídas pelo viés da moralidade. É ela que responde com as internações compulsórias para os usuários de crack. Já a mídia, atores políticos e cientistas constroem o chamado pânico do crack, sustentou. Em seus estudos dedicados à noção de *cuidado*, enquanto uma categoria reconstrutiva das práticas de saúde, Ayres (2004, p. 87) chama a atenção exatamente para este ponto: é fundamental "a tradução objetiva das identidades e aspirações dos indivíduos e populações de quem cuidamos".

Para tanto, Ayres (2004) preconiza a importância da aquisição de conhecimentos para além da seara biomédica que sejam capazes de instruir os profissionais de saúde acerca de outras perspectivas. Como afirma o autor, "conceitos e métodos da psicologia, da antropologia, da sociologia podem nos ajudar a compreender mais ricamente os sujeitos com os quais interagimos nas e pelas ações de saúde" (AYRES, 2004, p. 87). Tal preocupação também foi levantada pelos conferencistas do PENCR. Uma das mesas dedicou-se justamente à importância da construção de instrumentos analíticos e parâmetros mais apropriados para a elaboração de políticas públicas voltadas à população em situação de rua, chamando-se a atenção para o benefício da utilização de dados etnográficos para se conhecer melhor as características sociossanitárias desse segmento populacional.

Em umas das conferências, os profissionais reunidos abordaram a importância das metodologias de pesquisa e coleta de dados para a elaboração de políticas públicas em saúde. Apesar de ter sido reconhecida a funcionalidade dos dados numéricos, por meio dos quais muitos indicadores são construídos para embasar e orientar a elaboração das políticas, frisou-se a necessidade de se conhecer melhor o comportamento dos sujeitos que são objetificados nas estatísticas. Partindo da concepção de que a rua e a população que nela se encontra possuem características intrinsecamente dinâmicas, e levando-se em consideração que o trabalho dos profissionais atuando nos CnaR faz-se no campo, eles falaram sobre como o conhecimento das especificidades dos sujeitos atendidos é primordial para a eficiência nos atendimentos.

7.1 TECNOLOGIAS DE CUIDADO DA POPULAÇÃO EM SITUAÇÃO DE RUA

As características inerentes às pessoas que vivem em situação de rua exigem a construção de estratégias e tecnologias de cuidado específicas. As políticas públicas de saúde voltadas a esse conjunto populacional precisam levar em conta, desde sua concepção até sua execução, a criação de propostas apropriadas para lidar com um público não domiciliado (que consequentemente não pode ser cadastrado de modo tradicional), marcado por uma mobilidade recorrente (que implica as descontinuidades da terapêutica e de internações) e que se encontra sujeito a condições sociais e econômicas estigmatizantes as quais levam a intenso sofrimento social (CARNEIRO JÚNIOR; SILVEIRA, 2003).

Como Goulart e Chiari (2007, p. 15) argumentam,

> [...] não há como mudar os modos de atender a população em um serviço de saúde sem que se alterem também a organização dos processos de trabalho, a dinâmica de interação da equipe, os mecanismos de planejamento, de decisão, de avaliação e de participação.

A seguir, é descrito um dos encontros realizados por profissionais atuantes nos CnaR do estado do Rio de Janeiro, para ilustrar as especificidades condicionantes dos trabalhos dessas equipes para que se possa pensar que tipo de tecnologias são necessárias para oferecer à PSR um atendimento humanizado.

Uma análise detida das falas e depoimentos reunidos neste capítulo permitem, de alguma maneira, vislumbrar os limites nos quais esbarra a plena efetivação dos CnaR. Pode-se inferir que a "construção de vínculos" entre os profissionais de saúde e as pessoas em situação de rua é uma das principais questões que estão em jogo. As queixas em relação à dificuldade de agregar dentistas às equipes e os depoimentos de diferentes moradores de rua alusivos à importância de determinado profissional no sucesso de seu tratamento mostram que a criação de vínculos é, ao mesmo tempo, o maior desafio e a medida mais efetiva para o êxito do programa.

O acesso ao atendimento odontológico à população de rua e a falta de acolhimento por parte desses profissionais em alguns serviços são bem conhecidos (ALBUQUERQUE SILVA *et al.*, 2018). Além disso, sabe-se que a mastigação é um processo fundamental para a nutrição e a sua dificuldade agrava os processos de desnutrição. Nesse sentido, faz-se necessária a incorporação de odontólogos às equipes de CnaR, que sejam capazes de lidar e compreender o contexto dessa população de forma a superar estigmas e preconceitos.

Isso aponta para um desafio que está para além das diretrizes do CnaR. Para ser constituída, a criação de vínculos entre os profissionais de saúde e a população atendida demanda destes a compreensão dos determinantes sociais do processo saúde-doença, e isso remete à importância de uma formação desses profissionais de saúde que leve em conta tais especificidades e que tenha como eixo as necessidades das populações. Romanholi e Cyrino (2012, p. 694), descrevendo a experiência da visita domiciliar na graduação médica de uma universidade pública no interior de São Paulo, apontam para o fato de que "é possível reconhecer que o ensino de graduação das profissões da saúde se mantém, ainda hoje, como um sistema educacional com pouca interação com os sistemas ou serviços de saúde de seus países". Os efeitos desse afastamento podem ser notados exatamente em programas de saúde que demandam do profissional mais que uma formação técnica, como o CnaR, mas uma capacitação mais humanizada que os conscientize para a importância de suas atuações irrestritas, para além das distinções, estigmatizações e hierarquização entre as pessoas.

7.2 O ATENDIMENTO HUMANIZADO DA POPULAÇÃO EM SITUAÇÃO DE RUA

Para além da imagem estigmatizante e eivada de preconceitos dirigida à população em situação de rua, pesquisadores das Ciências Sociais vêm desenvolvendo diversos trabalhos que logram demonstrar a complexidade desse fenômeno e suas diversas configurações e determinantes. Tais sujeitos, por exemplo, vêm constituindo redes de sociabilidade e articulações políticas para muito além do ideário da carência e da exclusão social que embasa a concepção dos CnaR pelo Ministério da Saúde, explicitada no Manual para cuidado à saúde junto à população de rua (BRASIL, 2012).

Em 2004, esses sujeitos mobilizados constituíram o Movimento Nacional de População de Rua (MNPR), organização que, ao lado de outras, vem produzindo diversas ações de mobilização em busca de direitos da PSR. Uma das modalidades de ação política desses sujeitos é a participação em espaços de diálogos (fóruns, seminários, assembleias etc.), organizadas pelo poder público ou entidades civis. Tais espaços constituem ocasião privilegiada para que se possa compreender as suas demandas específicas perante o sistema de saúde. Para se pensar as dificuldades e desafios de implantação do CnaR, é necessário recorrer às próprias falas que esses sujeitos proferiram durante o "Seminário Estadual População em Situação de Rua: preconceitos, cuidados e direitos", realizado na sede da OAB/RJ em julho de 2016, promovido pelo Fórum de População Adulta em Situação de Rua do Estado do Rio de Janeiro, que contou também com a participação de membros da sociedade civil, profissionais de saúde e assistência social.

Em seus depoimentos, quatro pessoas que vivem em situação de rua falaram sobre suas trajetórias de vida e sobre a importância dos dispositivos de saúde e assistência social para enfrentarem seus problemas diários. Um homem em situação de rua, atualmente assistido pelo Centro de Reinserção Social de Realengo, relatou ser portador de uma doença incurável e que, graças à atuação dos profissionais do Consultório na Rua, ele consegue fazer o tratamento e superar a dependência de substâncias químicas, dizendo estar abstêmio há um ano e sete meses. Destacou ainda em sua fala como a assistência social oferecida pelo abrigo, onde mora atualmente, atua no sentido de reintegrar as pessoas ao convívio social. Na avaliação dele, é preciso que a sociedade, de uma forma geral, preocupe-se mais com as pessoas em situação de rua e que as trate com dignidade. Cita, como exemplo, o caso da médica que integra a equipe do Consultório na Rua de quem recebe assistência:

> *Bom dia a todos, meu nome é VS! Há alguns anos atrás, eu era morador de rua, devo muita coisa a uma pessoa que está presente aqui. Doutora Margarida, além de médica, ela é mãe de todos os moradores de rua. Eu sou portador de uma doença incurável, mas que tem tratamento e eu faço esse tratamento. Já vou para um ano e sete meses que me abstenho. Tive uma experiência horrível nas ruas, eu não desejo isso nem para o meu pior inimigo, se é que eu tenho inimigo e eu acho que ninguém está livre disso. A gente vê tanta covardia nas ruas! A gente vê tanto dinheiro sendo gasto em vão, todo dinheiro sumindo dos cofres públicos e nunca ninguém resolve nada, e o que sobra para a população de rua? Pancada, paulada, morte e covardia. Se a pessoa não fizer por onde, ela não vai a lugar nenhum. Se cada um fizesse a sua parte, eu acho que estaria muito melhor. Não só o Rio de Janeiro como o Brasil, como o mundo deveria ter mais pessoas como o nosso coordenador, que se preocupa com as pessoas em situação de rua. Hoje eu não estou mais nas ruas, estou em uma instituição, um abrigo. Se você não tem documento, lá você consegue, vão fazer um currículo para você. Se você não tem emprego, lá eles te ajudam a correr atrás, e é o que eu estou fazendo. Eu tenho uma profissão, uma formação. Do céu só cai chuva! São 80 pessoas, dentre elas pessoas com dependências visuais, físicas. Lá a gente vê a humanidade, é um ajudando o outro. Pena que está acabando o meu prazo, se eu pudesse ficar mais tempo, eu ficaria. Mas eu tenho que correr atrás, a minha vida tem que andar, não posso ficar só à mercê dos outros, eu tenho um filho para criar, eu pago pensão. Faço*

isso para pagar a pensão para não deixar meu filho passar fome. Fome eu já passei e não quero que meu filho passe. Eu não precisei roubar nem matar ninguém, graças a Deus, para ganhar meu dinheirinho. Enquanto eu não consigo um emprego formal, eu vou fazendo uns biscates, é o que está me rendendo. Nesse lugar que eu estou também, além de me ajudar, está ajudando aquelas pessoas que a gente vê que dependem mais do que a gente. Às vezes a gente só reclama, murmura, mas e aquele que está em uma cadeira de rodas? Aquele também foi morador de rua e ninguém deu a mínima para ele. A pessoa reclama que está andando, falando, mas continua reclamando e não olha para trás. O ser humano é muito egoísta! Eu não peço que ninguém me dê nada não e nem que reparta nada comigo, mas que pare de reclamar do outro, pare de apontar o dedo para julgar as pessoas! Não tem como saber o que aquela pessoa passou na vida. A experiência que eu tive nas ruas, eu agradeço muito a Deus e à Doutora Margarida, porque eu não precisei roubar nem matar ninguém. Fiquei doente, mas graças a Deus não foi nada grave. Ela é tão carinhosa e tão humana que ela é capaz de tirar o que ela tem para dar para um morador de rua comer, ninguém me contou, eu vi com os meus próprios olhos. Um casal de morador de rua, a menina estava grávida, e esse casal estava na porta da clínica reclamando com ela que estava sem comer há dias. Ela abriu a bolsa, pegou o saco de biscoito e deu para o casal. Eu não estou aqui para puxar saco de ninguém, mas eu sou muito grato às pessoas que estão me ajudando. Peço muito a Deus que ilumine essas pessoas! A Dra. Margarida, que é a minha médica, a diretora da instituição onde eu estou, o RS de Realengo (que é uma instituição de reinserção social), dona Maria, dona Geralda, dona Olga, os educadores, e todos os profissionais envolvidos. Quero deixar um pedido a vocês: sejam mais humanos que vocês já são, porque a população de rua está precisando de muito carinho, não é só de dinheiro para comer, de comida, de roupas! São pessoas carentes de afeto, de um abraço, do calor humano. Quero agradecer a todos, e tenham todos um bom dia!

Outra pessoa assistida pelo Consultório na Rua também destacou a relação com a médica do programa como essencial para sua recuperação e reabilitação social. Discorrendo sobre sua trajetória, trouxe à tona a importância da assistência social para que pudesse se integrar ao mercado de trabalho e ter acesso a curso de capacitação. Em sua fala crítica e consciente de seus direitos fundamentais, a mulher demonstra ainda estar disposta a lutar pela garantia deles. Além disso, relatou também sua experiência com distintos atores da sociedade civil e dos órgãos governamentais que participam de eventos e cursos voltados à temática da população de rua, chamando a atenção para o fato de que se trata de um problema social complexo e multifacetado que precisa ser encarado por múltiplas vias, setores e ações.

> *Sou natural do Rio de Janeiro, inclusive morei dois anos aqui, na bolsa de automóveis aqui na frente. Estudei no Instituto Superior de Educação do Rio de Janeiro e na FAETEC da Central do Brasil. Sou assistida pela Dra. Margarida, nossa anja, ela sabe da minha doença melhor do que eu. Eu gosto muito de falar de mim mesma, porque eu acho que quem não tem história para contar fala da vida dos outros. Eu fui para a cidade de Macaé em 2008 em busca de emprego, fui uma peregrina e lá eu parei em um abrigo. Vocês sempre irão me ver falando de Educação, porque é a Educação que tem aberto portas para mim. Já fui para Brasília, participo de debates, entro na Câmara Municipal, se eu não tivesse estudado ou estudando eu não teria conseguido tanta mudança. Eu sempre falo que um livro pode mudar uma pessoa, faz você viajar! Quando eu cheguei no abrigo em 2008, a assistente social viu que eu falava inglês, eu era garota de programa. A assistente social falou: você fala inglês tão bem, você fala alemão, espanhol, você não quer fazer um curso? Aí ela me deu uma lista, me colocou para estudar na FAETEC [Fundação de Apoio à Escola Técnica] no curso de recepcionista. Aí eu consegui o meu primeiro emprego em uma pousada, depois do meu primeiro emprego, eu só tinha o primeiro grau, eu consegui trabalhar em uma multinacional, eu consegui fazer o meu ensino médio, o EJA* [Educação de Jovens e Adultos]. *Teve uma outra assistente social que me inscreveu no ENEM* [Exame Nacional de Ensino Médio]. *Eu tenho o sonho de fazer letras na UFF* [Universidade Federal Fluminense]. *Voltei para o Rio de Janeiro, crendo que iria conseguir um emprego e todos bateram a porta na minha cara porque eu era mulher. Eu sempre falo que se você for em um lugar que tem guerra, fome, você vai ver a mulher e as crianças sofrendo muito mais do que os homens. Eu gostei quando o cara da ONU* [Organização das Nações Unidas] *falou que todos os problemas são moradias. Eu luto faz três anos e seis meses por uma moradia para a população de rua. Já teve um grupo que foi a Brasília. Eu tento ver se consigo ajuda pela internet, e eles disseram que conseguiram que 10% do Minha Casa e Minha Vida fosse para a população de rua. Eu fui à secretaria de educação com algumas pessoas, e não consegui nada. A Constituição de 1988 diz que todas as pessoas são iguais, que o direito básico é ter moradia, educação, saúde,*

> *lazer. Por conta da olimpíada que teve aqui nesse ano, veio esse pessoal da Inglaterra. Eu falei: por que que vocês falam tanto em cultura e vocês violaram tanto os outros direitos que é moradia, educação? Eu faço cursos na área de população de ruas, quando chego lá, todos ficam com a cara torcida porque era moradora de rua. Quando cheguei lá, tinham 60 pessoas da área de saúde na rua, uma da segurança pública, uma advogada da Igreja Batista e eu que estava fazendo formação de professor. Por isso que quando vamos aos debates e só vê pessoas falando da saúde, foi falado sobre o estigma da população da rua, 64% não usa droga, mais de 44% são mulheres, famílias inteiras morando na rua, e agora a gente tem um grande problema que é a população estrangeira. Quando eles chegam aqui, eles são assistidos, nós não!*

O depoimento de outro homem, que também compartilhou sua trajetória na rua durante o seminário, ressaltou a questão do descaso e do estigma que a população em situação de rua sofre. Narrando sua experiência, chama a atenção também para o grave problema das políticas higienistas e o quanto elas são não apenas ineficientes, mas bastante prejudiciais à vida daquelas pessoas, uma vez que as submetem a um quadro de violência física e psíquica. Ele falou, também, sobre a descontinuidade e o caráter circunstancial da assistência dirigida à população em situação de rua. E, por fim, reconheceu a importância da médica que o assiste no Consultório na Rua, desejando que apareçam outras pessoas dispostas a lidar com esse grave problema:

> *Vamos contar juntos de um a cinco. Um, dois, três, quatro e cinco. Infelizmente morreu morador de rua! Essa é a estatística! Até quando vamos precisar chorar a morte de um morador de rua? Ou se vamos chorar! Eu não sei se alguém vai chorar, a sociedade não chora, só recrimina, só aponta, ela não chora! Quantos mais precisam morrer para alguém tomar uma atitude, uma iniciativa? Para que a sociedade ajude, para que os políticos ajudem, porque só sobra dinheiro para eles e os moradores de rua sendo prejudicados cada vez mais. Quantas vezes mais vai ser preciso com choque de ordem, o pessoal da abordagem acordar o pessoal de rua à base de pauladas? Eu fui vítima em Manguinhos, meu braço está torto, eu não fiz nada para eles, foi uma paulada que eu ganhei, eu só estava dormindo! Fui fazer uma entrevista de emprego, eu não estava sujo, eu tomei banho, na hora do comprovante de residência, me perguntaram aonde eu morava, falei e nunca mais fui chamado e essa é a pura realidade que eu passei. A nossa cidade é tão maravilhosa que acontece isso! Aí vêm as Olimpíadas, aí vem aquela maquiagem! Quando surge a vaga no abrigo, você*

> *vai para o abrigo, mas se você não fizer por onde, você vai sair, existem regras a serem cumpridas. O equipamento você só recebe se o abrigo ganhar da prefeitura. Eu sou muito grato à Doutora Margarida, porque ela é tão simples e tão humilde que ela não admitiu, ela não ganha o suficiente pelo que ela faz. Será que existem outras pessoas como ela, que lutam em prol do morador de rua? Eu peço muito a Deus que apareça! Nós, moradores de rua, somos marginalizados! Se cada um fizer a sua parte, vai melhorar para todos! Tem uma frase que quero deixar para vocês de um filósofo francês chamado Sartre que diz: "não importa o que fizeram comigo, o que importa é o que eu vou fazer com o que fizeram comigo".*

A fala de um outro homem, assistido pelo CRAS de Realengo e pela Clínica da Família de Realengo (onde está instalada uma equipe de Consultório na Rua daquela região), chamou a atenção para a importância da persistência dos profissionais de saúde e da assistência social ao lidar com as dificuldades de cada pessoa em situação de rua. Dizendo-se portador de uma doença incurável, progressiva e fatal, ele afirmou que "*era muito difícil chegar perto dele*", mas que os profissionais não desistiram. Após se dar conta de que "*sozinho não conseguiria mais*", buscou ajuda e conseguiu ir para uma casa de recuperação. Depois de sair de lá, continuou o tratamento, graças à assistência da equipe do Consultório na Rua. Ele disse estar abstêmio há um ano e dois meses. Em sua perspectiva, é preciso que esse problema seja encarado, debatido e sanado. Segundo ele:

> *Fiquei morando na rua durante dois anos e alguns meses e agradeço primeiramente a Deus, pela sua misericórdia, que teve a capacidade de enviar pessoas que pudessem me ajudar e essas pessoas aqui se encontram, são da Clínica da Família de Realengo. Eu só tenho a agradecer essas pessoas a cada dia que vêm me ajudando, não só nos momentos que eu estava na rua, mas até o momento que eu fui parar na casa de recuperação, passei nove meses lá. Eu tenho uma doença incurável, progressiva e fatal, mas tem tratamento e eu estou fazendo há um ano e dois meses limpo, graças a Deus. Agradecer, além dos profissionais, ao CRAS de Realengo, que muitas vezes me ajudava. Era muito difícil chegar perto de mim, nunca vi uma pessoa estar na rua e se sentir celebridade! Tudo tem o seu momento e sua hora! Chegou um momento que sozinho eu não conseguia mais, não suportei e procurei ajuda, eu vivia na praça, eu fui na paróquia pedir ajuda ao padre. Eu, graças a Deus, dei continuidade ao meu tratamento lá dentro, era tudo que eu precisava naquela casa. As coisas vêm mudando e acontecendo, um passo de cada vez, as coisas começaram a acontecer quando*

> *eu percebi que sozinho eu não ia conseguir. Eu creio que basta querer! Tem jeito para todos os moradores de rua!*

Desse relato e dos anteriores, pode-se depreender que, na atenção básica de saúde junto à população em situação de rua, são necessários procedimentos terapêuticos diversos da "clínica clássica". Refletindo acerca da relação entre a população em situação de rua (*sans domicile fixe*) e os médicos de uma organização humanitária médica (*Médecinsdu Monde*) no contexto francês, as conclusões de Ferreira (2014, p. 150) também apontam nessa direção. Para a autora, os tratamentos direcionados às populações vulneráveis exigem o exercício de uma "medicina humanizada" a qual "preconiza que o paciente seja visto em sua globalidade, em que a situação de vulnerabilidade social precisa ser colocada em primeiro plano". Ainda de acordo com sua análise, as aflições vividas por esses pacientes "não se restringem ao físico". Trata-se, também, de sofrimento de ordem moral e contínua. Diante desse quadro, o papel dos profissionais de saúde consiste não estritamente em tratar/curar, mas, principalmente, em reparar física e moralmente esses indivíduos. É que esse segmento populacional coloca, diante dos profissionais de saúde, de forma quase inescapável, os determinantes sociais do processo saúde-doença, exigindo deles ações que contemplem as várias dimensões envolvidas no processo, como habitação, transporte, alimentação, trabalho, lazer etc. (CARNEIRO JUNIOR; SILVEIRA, 2003).

As falas das pessoas em situação de rua parecem colocar a importância da *humanização* nos processos de concepção e execução das políticas públicas em saúde voltadas a esse segmento populacional. Como argumentam Goulart e Chiari (2007), a *humanização* pode ser pensada a partir de duas dimensões: enquanto política de saúde e enquanto prática profissional. Referente à relação da humanização enquanto política de saúde, as autoras argumentam que tal conceito "tem ocupado um lugar de destaque nas atuais propostas de reconstrução das práticas de saúde no Brasil, no sentido de alcançar sua maior integralidade, efetividade e acesso". Desde 2004, o Ministério da Saúde vem construindo a "Política Nacional de Humanização" do SUS, que concebe humanizar como "inclusão das diferenças nos processos de gestão e de cuidado" (p. 4).

No que concerne à prática profissional, a *humanização* coloca diversos desafios no cotidiano dos especialistas. De forma mais específica, a população em situação de rua parece complexificar ainda mais esse tipo de atendimento. Uma pesquisa realizada na França com quase 400 médicos mostrou que quase todos (92%) encontravam dificuldade especial em atender e tratar pacientes em condições de vida precarizadas, que naquele contexto compreende as pessoas sem domicílio fixo (SDF) e os imigrantes pobres (MARIE *et al.*, 2015).

Tal fato pode ser relacionado ao estado de sujeira e degradação em que se encontram os corpos desses sujeitos na maioria dos casos. Uma vez que as práticas terapêuticas implicam também um ato de classificar inspirado nas relações sociais, Ferreira (2010) aponta para a estigmatização à qual esses sujeitos estão submetidos nas estruturas de saúde. Analisando a relação entre a população em situação de rua (*sans domicile fixe*) e os médicos de uma organização humanitária médica (*Médecinsdu Monde*) no contexto francês, a autora chama a atenção para as dificuldades que os profissionais relatam ao tratar e cuidar desses sujeitos, apontando que a sujeira e o "odor" são muitas vezes os aspectos que levam ao rompimento com o "ideal dos jovens médicos" de trabalhar junto a essa população.

Em sua obra *Pensar o humanismo e a humanização hoje*, Saillant (2008) traz uma reflexão acerca da dicotomia entre humanismo e humanização. O humanismo, na perspectiva da autora, é definido como uma filosofia que coloca o ser humano no centro da ação. Ele também pode ser compreendido como uma escolha de valor que permite incluir os grupos que cuidam e os grupos que são cuidados. A partir desse ponto de vista, é preciso questionar a qual categoria do ser se está referindo. Partindo do princípio de que o ser humano não é abstrato, que ele existe num mundo diversificado, faz-se indispensável a inspiração na abordagem de outras filosofias do homem e do humano, para desenvolver uma perspectiva humanista que satisfaça a este mundo plural. Importante definir a visão do ser que é privilegiado, pois tal ser existe em função de um corpo e de uma linguagem.

A humanização, a partir de Saillant (2008), está ancorada nas formas tecnológicas de cuidado, um uso e uma gestão prudente da técnica. Porém, a autora traz uma reflexão a respeito de outras formas de técnica, sobretudo aquelas expressas em situações cotidianas, tão evidentes nas tendências instrumentalizantes do mundo, como, por exemplo, os pequenos gestos, sem a contribuição das máquinas, eles podem ser tão técnicos quanto as próprias máquinas.

A partir dessa reflexão, é importante questionar o que se quer humanizar e a respeito de que técnica de cuidado se está falando e quais as orientações que regem as ações. A ênfase do cuidado humanizado na saúde, em especial para a população em situação de rua, nem sempre consegue superar a normatização de procedimentos clínicos, protocolos e projetos terapêuticos. O cuidado relacional propõe uma transição dessa normatização, uma releitura da normatização em função de uma nova escuta, de um novo olhar a partir das redes relacionais que mudam o ponto de vista sobre o cuidado, valorizando o diálogo como porta de entrada para o cuidado.

Nesse sentido, Ferreira (2005) considera que a maioria dos profissionais de saúde não estão preparados para lidar com questões sociais e subjetivas dos usuários, culminando, assim, na fragilização de suas práticas de atenção. Assim, no cotidiano das práticas de saúde, os aspectos relacionais e técnicos são distinguíveis. O aspecto curativo fixado no saber científico, enquanto o cuidado está relacionado ao saber empírico. É preciso superar os limites da divisão entre tratar e cuidar, e a busca desse equilíbrio conjectura uma redefinição de competências que superem a dicotomia alma/corpo, em que o corpo passa a ser de domínio médico e a alma de outros "especialistas", como os religiosos.

Por outro lado, os depoimentos revelam também um adoecer que está vinculado às questões sociais, políticas e econômicas. O sofrimento a que eles se referem é, acima de tudo, social e diz respeito a demandas políticas e econômicas contra a miséria e melhoria na assistência à saúde, e não simplesmente na responsabilização dos profissionais.

De toda forma, no que tange aos profissionais, é preciso pensar sobre o cuidado na perspectiva do trabalho das equipes de Consultório na Rua que vem sendo acompanhado pela produção de uma reflexibilidade sobre as práticas, e os valores implicados em sua execução em diálogo com o segmento populacional a que busca atender. Os eventos acompanhados durante a elaboração desta pesquisa corroboraram a reconstituição das problemáticas gerais como espaços privilegiados para avaliação e ajustes da referida política pública. O programa Consultório na Rua, do Ministério da Saúde, constitui-se como dispositivo para efetivar os preceitos constitucionais do sistema de saúde referentes à universalidade, integralidade e equidade do acesso a ele.

CONSIDERAÇÕES FINAIS

Quando se iniciou esta pesquisa, constatou-se que a criação das eCR consistiu em um relevante passo para a materialização da equidade no SUS. No entanto, sua criação não foi suficiente. É preciso que as equipes acionem e implementem, na prática, o princípio da equidade, por meio de estratégias e ações capazes de criar condições para que seus usuários possam usufruir das ofertas de serviço da Atenção Básica. As eCR não devem se transformar em um mecanismo de segregação dessa população, retirando seu direito de inserção no sistema de saúde. As políticas focalizadas servem como caminho, e não como solução definitiva, devendo ser transformadas em garantia de direitos e dignidade de vida a toda a população. Salientando que todo o trabalho das equipes de Consultório na Rua é voltado para que a população em situação de rua seja inserida no Sistema Único de Saúde pela sua principal porta de entrada, que é uma Unidade Básica de Saúde. Convém ressaltar que o vínculo criado entre os profissionais de saúde que atendem essas pessoas é de grande importância. Contudo, não podem ser esquecidas as políticas públicas direcionadas à população em situação de rua, ou seja, as políticas públicas não devem ser esquecidas.

Percebendo-se que o assunto abordado no presente livro não está esgotado e seguirá sendo objeto de inquietações almejando aprofundamento dos aspectos a ele relativos, compreende-se ainda que há uma barreira a ser ultrapassada no campo da Saúde Coletiva, a dificuldade de acesso, ou o não acesso às Unidades de Saúde por conta da PSR. É sabido que as eCR facilitam a entrada da população no SUS. Porém, vale destacar que a responsabilidade territorial e sanitária é da Atenção Básica em seu espaço de atuação, ou seja, em locais onde há eCR, o cuidado deve ser compartilhado. Onde não há equipes, a função é da AB local. Nesse sentido, o cuidado deve percorrer os territórios, valorizando a integralidade e intersetorialidade, conjugando saberes na luta pela inclusão de todos. Afinal, a saúde é defendida como um direito!

E, sob tal perspectiva, oferecer cuidado à população em situação de rua significa enfrentar desafios constantes, nem sempre contemplados pelas redes de saúde e assistência, visto que profissionais de saúde que atuam com essa população enfrentam conflitos diários para a implementação da oferta de cuidado.

Assim, as práticas de cuidado das equipes de Consultório na Rua oferecidas à população em situação de rua são prioritariamente vinculadas à abordagem do usuário, tratamento de doenças de pele, realização de testes rápidos para HIV, sífilis e hepatite, atendimento à gestante, ações de redução de danos, tratamento de patologias pulmonares, tuberculose, doenças sexualmente transmissíveis, problemas ortopédicos, hanseníase, diabetes, hipertensão, HIV, saúde mental, entre outros.

As principais dificuldades encontradas para a concretização do cuidado são: o acesso à Atenção Básica como porta de entrada no sistema de saúde, a busca de adesão ao tratamento, ações para a redução de danos, a construção de vínculos, o enfrentamento de estigmas, a promoção dos Direitos Humanos, a garantia de acesso a toda a rede de assistência, o cadastramento no sistema de regulação, o encaminhamento para retirada de documentos, o acesso ao cuidado longitudinal e a garantia de direitos à saúde, em concordância com a Constituição Federal de 1988.

Entende-se que a população em situação de rua não deva usufruir apenas de políticas compensatórias e assistenciais, mas que tenha também seus direitos efetivados por políticas públicas de saúde, de assistência social, habitação, entre outras.

Diante do aumento da população de rua, atualmente, o principal desafio para as equipes consiste na garantia dos serviços básicos. Nesse sentido, como efetivação de direitos, as equipes de Consultório na Rua se propõem a ofertar um cuidado humanizado a essa parcela da população, com garantia do princípio da equidade e como porta de entrada para o sistema de saúde. Caso não o consigam, verdadeiramente paira uma ameaça no tocante à continuidade do trabalho.

A dimensão do cuidado na assistência foi pautada na perspectiva da integralidade e equidade a partir de uma Política específica para garantia da equidade. Na dimensão do cuidado no Território, o trabalho em Rede se destaca a partir das Redes formais e das Redes informais (Territórios afetivos/solidários), assim como a articulação intersetorial (Políticas Públicas articuladas), e estratégias para superar estigmas e preconceitos. E por último o cuidado na perspectiva do processo de trabalho aparece a partir da organização da gestão do processo de trabalho; planejamento, monitoramento e avaliação das ações, levantamento dos dados epidemiológicos, educação permanente a partir do compartilhamento de experiências e oferecer ferramentas para a melhoria do processo de trabalho e promoção e reflexão da equipe, visando ao aperfeiçoamento de suas práticas.

A melhoria e a qualificação da oferta de formação de trabalhadores das equipes de Consultório na Rua, a partir do entendimento do conceito de competências, é o primeiro passo para efetivação de mudanças nas concepções de ensino. Afinal, esse conceito sugere novas formas de ensinar, pois exige dos trabalhadores interação com situações do cotidiano do trabalho, pois rompe com a abordagem por transmissão de conteúdos para uma abordagem ativa dos alunos, valorizando os diferentes saberes e as vivências individuais. A valorização da experiência coletiva dos tutores e alunos, e a diversidade dos contextos regionais, onde as ofertas do curso aconteceram, fortaleceram a prática em equipe e promoveram a criação de produtos que se tornaram ferramentas de trabalho.

Meu papel como pesquisadora e tutora de equipes de formação de Consultório na Rua supõe a minha não neutralidade no presente estudo. No entanto, salvaguardando a grande familiaridade e a necessidade de uma constante vigilância para realizar uma análise a mais crítica possível, considero que minha experiência nesse lugar especial de pesquisadora abriu espaço para pensar estudos de temas fundamentais para a organização do cuidado, sempre lembrando que a neutralidade total não é nem possível e nem bem-vinda para a atuação do pesquisador. Dessa forma, posso concluir que minha atuação como tutora ajudou na construção deste estudo e, por outro lado, minha formação como pesquisadora auxiliou-me a pensar de forma crítica sobre os aspectos do cuidado a essa população e, assim, contribuir para que outros profissionais possam usufruir de minha experiência.

Os desafios para o cuidado oferecido à população em situação de rua são permanentes. Cabe aos profissionais de saúde lutar e reivindicar por uma melhor assistência e políticas públicas para essa população, de forma que se tenha uma sociedade mais justa.

REFERÊNCIAS

ADLER, P. A.; ADLER, P. Oservational techniques. *In*: DENZIN, N. K.; LINCOLN, Y. S. (org.). **Handbook of qualitative research**. Thousand Oaks: Sage Editions, 1994.

ADORNO, R.; VARANDA, W. **Descartáveis urbanos**: discutindo a complexidade da população de rua e o desafio para políticas de saúde. São Paulo: Saúde e Sociedade, 2004.

ALARCÃO, I. **Professores reflexivos em uma escola reflexiva**. São Paulo: Cortez, 2005.

ALDEIA, J. De "cidadão" a "sem-abrigo". O laço de cidadania no fenômeno dos sem abrigo. **Interseções**, Rio de Janeiro, v. 16, n. 2, p. 229-244, dez. 2014.

ALMEIDA, L. C. Políticas sociais: focalizadas ou universalistas. É esta a questão? **Revista Espaço Acadêmico**, n. 123, 2011.

ALVES, A. M. A. Educação a distância e educação continuada. *In*: LOBO NETO, F. J. S. (org.). **Educação a distância**: referências e trajetórias. Rio de Janeiro: Associação Brasileira de Tecnologia Educacional, 2001. p. 46-52.

ANGROSINO, M. V.; PÉREZ, K. M. A. Rethinking observation: from method to context. *In*: DENZIN, N. K.; LINCOLN, Y. S. (org.). **Handbook of Qualitative Research**. Thousand Oaks: Sage Editions, 2000.

AYRES, J. R. C. M. Care and reconstruction in healthcare practices, **Interface**: Comunicação, Saúde, Educação, v. 8, n. 14, p. 73-92, set. 2003/fev. 2004.

AYRES, J. R. C. M. O Cuidado, os modos de ser (do) humano e as práticas de saúde. **Saúde e Sociedade**, v. 13, n. 3, p. 16-29, set./dez. 2004.

AYRES, J. R. C. M.; PAIVA, V.; BUCHALLA, C. M. Direitos Humanos e vulnerabilidade na prevenção e promoção da saúde: uma introdução. *In*: AYRES, J. R. C. M.; PAIVA, V.; BUCHALLA, C. M. **Vulnerabilidade e direitos humanos**: prevenção e promoção da saúde: da doença à cidadania. Curitiba: Juruá, 2012.

AUSUBEL, D. P.; NOVAK, J. D.; HANESIAN, H. **Psicologia educacional**. Rio de Janeiro: Interamericana, 1980.

BASTOS, C. M. *et al.* **Pastoral do povo de rua**: vida e missão. São Paulo: Loyola, 2003.

BATISTA, K. B.; GONÇALVES, S. J. Formação dos profissionais de saúde para o SUS: significado e cuidado. **Saúde e Sociedade**, São Paulo, v. 20, n. 4, p. 884-899, 2011.

BECKER, H. **Outsiders**: estudo da sociologia do desvio. Rio de Janeiro: Zahar, 2008.

BELLONI, M. L. Ensaio sobre a educação a distância no Brasil. **Educação & Sociedade**, v. 23, n. 78, p. 117-142, 2002.

BERTANI, I. F.; SARRETA, F. de O.; LOURENÇO, E. Â. S. **Aprendendo a construir saúde**: desafios na implantação da política de educação permanente em Saúde. Franca: UNESP, 2008.

BIAR, L. A. Desvio e estigma: caminhos para uma análise discursiva. **Calidoscópio**, v. 13, p. 113-121, jan./abr. 2015.

BONFIM, R. A. Competência profissional: uma revisão bibliográfica. **Revista Organização Sistêmica**, v. 1, n. 1, jan./jun. 2012.

BOSCHETTI, L. P. **A pedagogia das competências**: estudo de caso em um curso de tecnologia da UTFPR. 2014. 122 f. Dissertação (Mestrado em Educação) — Faculdade de Filosofia e Ciências, Universidade Estadual Paulista, Marília, 2014.

BRASIL. [Constituição (1988)]. **Constituição da República Federativa do Brasil de 1988**. Brasília: Senado Federal, 1988.

BRASIL. Ministério do Desenvolvimento Social e Combate à Fome. Secretaria Nacional de Assistência Social. Departamento de Proteção Social Especial. **Inclusão das Pessoas em Situação de Rua no Cadastro Único para Programas Sociais do Governo Federal**. SUAS e População em Situação de Rua. Brasília: Ministério do Desenvolvimento Social e Combate à Fome, 2011. v. 1.

BRASIL. Ministério do Desenvolvimento Social e Combate à Fome. **Rua**: aprendendo a contar: Pesquisa Nacional sobre População em Situação de Rua. Brasília: Ministério do Desenvolvimento Social e Combate à Fome, 2009.

BRASIL. Ministério de Desenvolvimento Social e Combate à Fome. **Política Nacional para Inclusão Social da População em situação de rua**. Brasília: Ministério de Desenvolvimento Social e Combate à Fome, 2008.

BRASIL. Ministério de Desenvolvimento Social e Combate à Fome. **Relatório do I Encontro Nacional sobre População em Situação de Rua**. Brasília: Ministério de Desenvolvimento Social e Combate à Fome, 2006.

BRASIL. Ministério do Desenvolvimento Social e Combate à Fome. Secretaria Nacional de Assistência Social. **Política Nacional de Assistência Social**. Brasília: Ministério de Desenvolvimento Social e Combate à Fome, 2004.

BRASIL. Ministério da Saúde. **Manual para cuidado à saúde junto à população de rua**. Brasília: Ministério da Saúde, 2012.

BRASIL. Ministério da Saúde. Secretaria de Atenção à Saúde. Departamento de Atenção Básica. **Manual sobre o cuidado à saúde junto à população em situação de rua**. Brasília: Ministério da Saúde, 2012. (Série A. Normas e manuais técnicos). Disponível em: http:// 189.28.128.100/dab/docs/publicacoes/geral/manual_cuidado_populalcao_rua.pdf. Acesso em: 20 jun. 2018.

BRASIL. Ministério da Saúde. Secretaria de Atenção à Saúde. Departamento de Atenção Básica. **Política Nacional de Atenção Básica**. Brasília: Ministério da Saúde, 2011.

BRASIL. Ministério da Saúde. Secretaria de Gestão do Trabalho e da Educação na Saúde. Departamento de Gestão da Educação na Saúde. **Aprender SUS**: o SUS e os cursos de graduação da área da saúde. Brasília: Ministério da Saúde, 2004.

BRASIL. Ministério da Saúde. Portaria n.º 122, de 25 de janeiro de 2012. Define as diretrizes e funcionamento das equipes de Consultório de Rua. **Diário Oficial da União**: seção 1, Brasília, DF, 2012. Disponível em: http://bvsms.saude.gov.br/bvs/saudelegis/gm/2012/ prt0122_25_01_2012.html. Acesso em: 20 jun. 2018.

BRASIL. Ministério da Saúde. **Lei n.º 8.080, de 19 de setembro de 1990**. Dispõe sobre as condições para a promoção, proteção e recuperação da saúde, a organização e o funcionamento dos serviços correspondentes e dá outras providências. Diário Oficial da União: seção 1, Brasília, DF, 1990.

BUTLER, M. *et al.* Improving Cultural Competence to Reduce Health Disparities. Rockville (MD), 2016.

CARNEIRO JÚNIOR, N.; SILVEIRA, C. Organização das práticas de atenção primária em saúde no contexto dos processos de exclusão/inclusão social. **Cadernos de Saúde Pública**, Rio de Janeiro, v. 19, n. 6, p. 1827-1835, nov./dez. 2003.

CARVALHO, A. I. **A educação a distância e a nova saúde pública**. Rio de Janeiro: Escola Nacional de Saúde Pública Sergio Arouca, Fundação Oswaldo Cruz: Ministério da Saúde, 2000. (Mimeo).

CARVALHO, S. M. C. **"Os ditos sem" acesso à saúde da população em situação de Rua**. Dissertação (Mestrado em Políticas Sociais e Cidadania) — Universidade Católica de Salvador, Salvador, 2014.

CLASTRES, P. Préface. *In*: SAHLINS, M. (org.). **Age de pierre, age d'abondance. L'économie des sociétés primitives**. Paris: Gallimard, 1976. p. 11-30.

CELLARD, A. A análise documental. *In*: POUPART, J. *et al.* **A pesquisa qualitativa**: enfoques epistemológicos e metodológicos. Petrópolis: Vozes, 2008. (Coleção Sociologia).

CERES, V. Sofrimento social e a corporificação do mundo: contribuições a partir da Antropologia. **RECIIS**, Rio de Janeiro, v. 5, n. 4, p. 3-13, dez. 2011. Disponível em: https://www.reciis.icict.fiocruz.br/index.php/reciis/article/view/764. Acesso em: 15 maio 2018.

COHN, A. O estudo das políticas de saúde: implicações e fatos. *In*: CAMPOS, G. W. *et al.* **Tratado de Saúde Coletiva**. São Paulo: Hucitec; Rio de Janeiro: Fiocruz, 2009.

COLUSSI, C. F.; PEREIRA, G. K. **Territorialização como instrumento do planejamento local na atenção básica**. Florianópolis: UFSC, 2016. (Série Formação para Atenção Básica).

COSTA, A. P. M. População em situação de rua: contextualização e caracterização. **Revista Virtual Textos e Contextos**, n. 4, 2005.

DIAS, I. S. Competências em Educação: conceito e significado pedagógico. **Revista Semestral da Associação Brasileira de Psicologia Escolar e Educacional**, São Paulo, v. 14, n. 1, p. 73-78, jan./jun. 2010.

ENGSTROM, E. M.; TEIXEIRA, M. B. Equipe "Consultório na Rua", Rio de Janeiro, Brasil: práticas de cuidado e promoção da saúde em um território vulnerável. **Ciência & Saúde Coletiva**, v. 21, n. 6, p. 1839-1842, 2016.

FARIA, R. M.; BORTOLOZZI, A. Espaço, território e saúde: contribuições de Milton Santos para o tema da Geografia da Saúde no Brasil. **Revista Raega**, Curitiba, n. 17, p. 31-41, 2009.

FARIA, E. T. **Interatividade e mediação pedagógica em educação a distância**. 2002. 212 f. Tese (Doutorado em Educação) — Pontifícia Universidade Católica do Rio Grande do Sul, Porto Alegre, 2002.

FELIX, B. P. **Território e redes de atenção à saúde no Recife**: relação entre a atenção básica e os serviços de maior complexidade assistencial do SUS. 2015.

269 f. Tese (Doutorado em Geografia) — Universidade Federal de Pernambuco, Recife, 2015.

FERREIRA, J. Reparar o mal: etnografia dos cuidados médicos de um centro de saúde humanitário francês. *In*: FERREIRA, J.; FLEISCHER, S. (org.). **Etnografias em serviços de saúde**. Rio de Janeiro: Garamond, 2014.

FERREIRA, J. Tratar, cuidar: valores e práticas terapêuticas na assistência humanitária ao *sansdomicile fixe*. **Revista Antropolítica**, Niterói, n. 29, p. 79-97, 2010.

FERREIRA, J. O programa de humanização da saúde: dilemas entre o relacional e o técnico. **Saúde e Sociedade**, v. 14, n. 3, p. 111-118, set./dez. 2005.

FERRO, M. C. T. Política Nacional para População em Situação de Rua: o protagonismo dos invisibilizados. **Revista Direitos Humanos**, v. 8, p. 35-39, 2012.

FEUERWERKER, L. C. M. A construção de sujeitos no processo de mudança da formação dos profissionais de saúde. **Divulgação em Saúde para Debate**, Rio de Janeiro, n. 22, p. 18-24, 2000.

FLEURY, S. **Estado sem cidadãos**: seguridade social na América Latina. Rio de Janeiro: Fiocruz, 1994.

FRANGELA, S. **Corpos urbanos errantes**: uma etnografia da corporalidade de moradores de rua em São Paulo. 2004. 360 f. Tese (Doutorado) — Universidade Estadual de Campinas, Campinas, 2004.

FRÚGOLI JR., H. O urbano em questão na antropologia. **Revista de Antropologia**, São Paulo, v. 48, n. 1, p. 134-165, 2005.

GODOY, A. S. Pesquisa qualitativa: tipos fundamentais. **Revista de Administração de Empresas**, v. 35, n. 3, p. 20-29, maio/jun. 1995.

GOFFMAN, E. **Estigma**: notas sobre a manipulação da identidade deteriorada. Rio de Janeiro: Zahar, 1988.

GOULART, B. N. G; CHIARI, B. M. Humanização das práticas do profissional de saúde: contribuições para reflexão. **Ciência & Saúde Coletiva**, v. 15, n. 1, p. 225-268, 2010.

GONDIM, G. M. M. *et al.* O território da saúde: a organização do sistema de saúde e a territorialização. *In*: BARCELLOS, C. *et al.* (org.). **Território, ambiente e saúde**. Rio de Janeiro: Fiocruz, 2008. p. 237-255.

HAGOPIAN, F. Paradoxes of democracy and citizenship in Brazil. **Latin American Research Review**, v. 46, n. 3, p. 216-227, 2011.

HALLAIS, J. A. S; BARROS, N. F. Consultório na Rua: visibilidades, invisibilidades e hipervisibilidade. **Cadernos de Saúde Pública**, Rio de Janeiro, v. 31, n. 7, p. 1497-1504, jul. 2015.

HUGUET, C.; SZABÓ DE CARVALHO, I. Violence in the Brazilian favelas and the role of the police. **New Directions for Youth Development**, n. 119, p. 93-109, 2008.

JUNGES, E. M. G. **Construção da inclusão do Consultório na Rua no Programa Saúde mais Perto de Você — acesso e qualidade**: elementos para o instrumento de avaliação externa. 2014. Trabalho de Conclusão de Curso (Especialização em Saúde Coletiva e Educação em Saúde) — Universidade Federal do Rio Grande do Sul, Brasília, 2014.

KANT, I. **Fundamentação da metafísica dos costumes**. Tradução de Paulo Quintela. Porto: Porto Editora, 1995.

KERSTENETZKY, C. L. Políticas sociais: focalização ou universalização? **Revista de Economia Política**, v. 26, n. 4, p. 564-574, out./dez. 2006.

LAPA, A. B. A ação dialógica na educação a distância. **Revista Tecnologia e Sociedade**, v. 4, n. 4, 2007.

LEHER, R. O foco da distância. **Advir**, n. 14, p. 5-9, 2001.

LIMA, M. J. O que é Enfermagem? **Cogitare Enfermagem**, v. 10, n. 1, p. 71-74, jan./abr. 2005.

LOPES, L. E. (org.). **Caderno de atividades**: curso atenção integral à saúde de pessoas em situação de rua com ênfase nas equipes de Consultórios na Rua. Rio de Janeiro: EAD/ENSP, 2014.

LOPES, L. E. **Caderno do aluno**: curso atenção integral à saúde de pessoas em situação de rua com ênfase nas equipes de Consultórios na Rua. Rio de Janeiro: EAD/ENSP, 2014.

LOUZADA, L. O. **Análise das práticas das primeiras equipes de Consultório na Rua do RJ**: caminhos para o exercício da Clínica Ampliada na perspectiva dos profissionais. 2015. 123 f. Dissertação (Mestrado Profissional em Saúde Pública) — Escola Nacional de Saúde Pública Sérgio Arouca, Fundação Oswaldo Cruz, Rio de Janeiro, 2015.

LUCK, H. **Pedagogia interdisciplinar**: fundamentos teórico-metodológicos. 6. ed. São Paulo: Vozes, 1994.

MACEDO, E. Formação de professores e diretrizes curriculares nacionais: para onde caminha a Educação? **Revista Teias**, v. 1, n. 2, 2000.

MACERATA, I.; SOARES, J. G. N.; RAMOS, J. F. C. Apoio como cuidado de territórios existenciais: Atenção Básica e a Rua. **Interface**: Comunicação, Saúde e Educação, v. 18, supl. 1, p. 919-930, 2014.

MACHADO, R. G.; BROTTO, M. E. Proteção social para população em situação de rua: uma análise das políticas de assistência e saúde. *In*: CONGRESSO DE ASSISTENTES SOCIAIS DO ESTADO DO RIO DE JANEIRO, 2., 2016, Rio de Janeiro. **Anais eletrônicos** [...]. Rio de Janeiro: CRESSRJ, 2016. Disponível em: http://www.cressrj.org.br/site/wp- content/uploads/2016/05/023.pdf. Acesso em: 15 jun. 2018.

MAGNI, C. T. Sem-domicílio fixo, de objeto a sujeito de imagens: oficina de vídeo em uma associação parisiense. **Cadernos de Antropologia e Imagem**, Rio de Janeiro, v. 15, p. 91-100, 2002.

MARIE, C. F. S. *et al.* Difficultés des médecins genéralistes sur la prise em charge de leurs patients précaires. **Santé Publique**, v. 27, n. 5, sept./oct. 2015.

MARSIGLIA, R. G.; SILVEIRA, C.; CARNEIRO JÚNIOR, N. Políticas sociais: desigualdade, universalidade e focalização na saúde no Brasil. **Saúde e Sociedade**, v. 14, n. 2, p. 69-76, maio-ago. 2005.

MATOS, A. C. V. **A atuação dos consultórios na rua (CnaR) e a atenção à saúde da população em situação de rua**. 2016. 171 f. Dissertação (Mestrado em Psicologia) — Universidade Federal do Rio Grande do Norte, Natal, 2013.

MATTOS, R. A. Os sentidos da Integralidade: algumas reflexões acerca de valores que merecem ser defendidos. *In*: PINHEIRO, R.; MATTOS, R. A. Os sentidos da integralidade na atenção e no cuidado à saúde. Rio de Janeiro: IMS: ABRASCO, 2009.

MAURIEL, A. P. O. Combate à pobreza e (des) proteção social: dilemas teóricos das "Novas" Políticas Sociais. **Praia Vermelha (UFRJ)**, v. 14-15, p. 48-71, 2006.

MAUSS, M. Ensaio sobre a dádiva. Forma e razão da troca nas sociedades arcaicas. *In*: MAUSS, M. **Sociologia e antropologia**. São Paulo: Edusp, 1974. v. 2.

MELO, T. H. A. G. **A rua e a sociedade**: articulações políticas, socialidade e a luta por reconhecimento da população em situação de rua. 2011. 193 f. Dissertação (Mestrado em Antropologia Social) — Universidade Federal do Paraná, Curitiba, 2011.

MERCADO, L. P. L. **Formação continuada de professores e novas tecnologias**. Maceió: EDUFAL/COMPED/INEP, 1999.

MERTON, R. K. **Sociologia**: teoria e estrutura. Tradução de Miguel Maillet. São Paulo: Mestre Jou, 1970.

MINAYO, M. C. S. **O Desafio do conhecimento**: pesquisa qualitativa em saúde. 13. ed. São Paulo: Hucitec, 2013.

MINAYO, M. C. S.; ASSIS, S. G.; RAMOS, E. **Avaliação por triangulação de métodos**: abordagem de programas sociais. Rio de Janeiro: Fiocruz, 2005.

MORAES, N. P. População em situação de Rua e formação política: os aspectos formativos do movimento social. *In*: SEMINÁRIO INTERNACIONAL DE DIREITOS HUMANOS DA UFPB, 9., 2016, João Pessoa. **Anais** [...]. João Pessoa: UFPB, 2016.

MOTTA, J. I. J.; BUSS, P.; NUNES, T. C. M. Novos desafios educacionais para a formação de recursos humanos em saúde. **Revista Olho Mágico**, Londrina, 2001.

OLIVEIRA, M. G. P. N. **Consultório de Rua**: relato de uma experiência. 2009. Dissertação (Mestrado em Saúde Coletiva) — Instituto de Saúde Coletiva, Universidade Federal da Bahia, Salvador, 2009.

PAULA E SILVA, C. G. Eixos estruturais de práxis em saúde pública do Consultório da Rua POP Rua do Rio de Janeiro. *In*: TEIXEIRA, M.; FONSECA, Z. **Saberes e práticas na atenção primária à saúde**: cuidado à população em situação de rua e usuários de álcool e outras drogas. São Paulo: Hucitec, 2015.

PEDROSA, I. C. F.; CORRÊA, A. C. de P.; MANDÚ, E. N. T. Influências da infraestrutura de centros de saúde nas práticas profissionais: percepções de enfermeiros. **Ciência, Cuidado e Saúde**, v. 10, n. 1, p. 58-65, jan./mar. 2011.

PEREIRA, M. C. G. **Luta por reconhecimento e desigualdade social**: uma análise da experiência dos catadores da Asmare em Belo Horizonte (MG). 2011. 122 f. Dissertação (Mestrado em Administração Pública e Governo) — Escola de Administração de Empresas de São Paulo, Fundação Getúlio Vargas, São Paulo, 2011.

PERRENOUD, P. **10 novas competências para ensinar**: convite à viagem. Tradução de Patrícia Chittoni Ramos. Porto Alegre: Artmed, 2000.

PERRENOUD, P. **Construir as competências desde a escola**. Porto Alegre: Artes Médicas Sul, 1999.

PERRENOUD, P.; THURLER, M. G. **As competências para ensinar no século XXI**. A formação dos professores e o desafio da avaliação. Porto Alegre: Artmed, 2002.

PETERS, O. **A educação a distância em transição**: tendências e desafios. São Leopoldo: Unisinos, 2003.

PINHO, O. D. A. A vida em que vivemos: race, gender and modernity in São Gonçalo. **Estudos Feministas**, v. 14, n. 1, p. 169-198, 2006.

PRATES, J. C. *et al.* A política de inclusão para população em situação de rua no Brasil e o desafio da integralidade. *In*: SEMINÁRIO INTERNACIONAL SOBRE POLÍTICAS PÚBLICAS, INTERSETORIALIDADE E FAMÍLIA. Desafios éticos no ensino, na pesquisa e na formação profissional. [*S. l.*: *s. n.*], 2013. v. 1.

PRICE, E. *et al.* A systematic review of the methodological rigor of studies evaluating cultural competence training of health professionals. **Academic Medicine**, v. 80, n. 6, p. 578-586, 2005.

REIS JUNIOR, A. G. **Estudo de caso da equipe de Saúde da Família para população em situação de rua de Belo Horizonte/MG**. 2011. 144 f. Dissertação (Mestrado em Saúde Pública) — Escola Nacional de Saúde Pública, Fundação Oswaldo Cruz, Brasília, 2011.

RODRIGUES, R. C. S. **Pessoas em situação de rua**: algumas considerações sobre análises antropológicas de um fenômeno urbano. 2014. Trabalho de Conclusão de Curso (Graduação em Ciências Sociais de Humanas) — Universidade Federal Fluminense, Niterói, 2014.

ROMANHOLI, R. M. Z.; CYRINO, E. G. Home visits in doctors' training: from conception to the challenge of practice. **Interface**: Comunicação, Saúde, Educação, v. 16, n. 42, p. 693-705, jul./set. 2012.

ROSA, A. S.; CAVICCHIOLI, M. G. S.; BRÊTAS, A. C. P. O processo saúde-doença-cuidado e a população em situação de rua. **Rev. Latino-Americana de Enfermagem**, v. 13, n. 4, p. 576-582, jul./ago. 2005.

ROSA, C. M. M. **Vidas de rua**. São Paulo: Hucitec, 2005.

SAILLANT, F. Pensar o humanismo e a humanizção hoje. **Saúde e Direitos Humanos**, v. 4, n. 4, 2007.

SAMPAIO, C. *In*: LOPES, L. E. (org.). **Caderno de atividades**: curso atenção integral à saúde de pessoas em situação de rua com ênfase nas equipes de Consultórios na Rua. Rio de Janeiro: EAD/ENSP, 2014.

SANTANA, C. Consultórios de rua ou na rua? Reflexões sobre políticas de abordagem à saúde da população de rua. **Cadernos de Saúde Pública**, Rio de Janeiro, v. 30, n. 8, p. 1798-1800, ago. 2014.

SEMINÁRIO INTEGRALIDADE EM SAÚDE, 15., 2015, Rio de Janeiro. Videoconferência da professora do Instituto de Medicina Social da UERJ Madel Terezinha Luz (O cuidado na vida contemporânea). 1 vídeo (13 min.) Publicado pelo canal Lappis Integralidade. Disponível em: https://www.youtube.com/watch?v=KpD_ah_jyPc. Acesso em: 20 maio 2015.

SENNETT, R. **A corrosão do caráter**: consequências pessoais do trabalho no novo capitalismo. Tradução de Marcos Santarrita. São Paulo: Record, 2004.

SILVA, C. C. **População em situação de rua e atenção primária**: a prática de cuidado em um consultório na rua na cidade do Rio de Janeiro. 2013. 130 f. Dissertação (Mestrado em Ciências) — Escola Nacional de Saúde Pública Sérgio Arouca, Fundação Oswaldo Cruz, Rio de Janeiro, 2013.

SILVA, L. M. A.; MONTEIRO, I. S.; ARAÚJO, A. B. V. L. Saúde bucal e consultório na rua: o acesso como questão central da discussão. **Cadernos de Saúde Coletiva**, Rio de Janeiro, v. 26, n. 3, p. 285-291, 2018.

SILVA, C. C.; CRUZ, M. M.; VARGAS, E. P. Práticas de Cuidado e população em situação de rua: o caso do consultório na rua. **Saúde em Debate**, Rio de Janeiro. v. 39, n. esp., p. 246-256, dez. 2015.

SILVA, L. O. O conceito de desvio no pensamento sociológico de Becker e sua contribuição para uma releitura crítica da culpabilidade na teoria finalista de Hans Welzel. **Direito Penal Virtual**, v. 8, dez. 2013.

SILVA, M. L. L. **Trabalho e população em situação de rua no Brasil**. São Paulo: Cortez, 2009.

SILVA, M. R. **Competências**: a pedagogia do "novo ensino médio". 2003. 304 f. Tese (Doutorado em Educação: História, Política e Sociedade) — Pontifícia Universidade Católica, São Paulo, 2003.

SILVA, T. T.; COELHO, S. Z.; VALENTE, J. A. O papel da reflexão e dos mediadores na capacitação de aprendizes-colaboradores: um dos suportes andragógicos das comunidades virtuais de aprendizagem. *In*: VALENTE, J. A.; BUSTAMANTE, S. B. V. (ed.). **Educação a distância**: prática e formação do profissional reflexivo. São Paulo: Avercamp, 2009. 259 p.

SILVA, T. L. A rua como espaço de interação social: um estudo antropológico das relações entre população em situação de rua e grupos caritativos. **Revista Antropolítica**, Niterói, n. 29, p. 131-149, 2 sem. 2010.

SIMMEL, G. A metrópole e a vida mental. *In*: VELHO, O. G.; SIMMEL, G.; PARK, R. E. (org.). **O fenômeno urbano**. Rio de Janeiro: Zahar,1973 .

TEIXEIRA, M. *et al.* Promoção da saúde: relato de experiência da equipe do Consultório na Rua do Teia-Escola Manguinhos-Ensp/Fiocruz. *In*: TEIXEIRA, M.; FONSECA, Z. (org.). **Saberes e práticas na atenção primária à saúde**: cuidado à população em situação de rua e usuários de álcool e outras drogas. São Paulo: Hucitec, 2015.

TORREZ, M. N. F. B. Educação a distância e a formação em saúde: nem tanto, nem tão pouco. **Trabalho, Educação e Saúde**, v. 3 n. 1, p. 171-186, 2005.

TRENTINI M, P. L. Assistência e pesquisa em enfermagem: uma abordagem convergente-assistencial. **Texto e Contexto Enfermagem**, v. 10, n. 1, p. 11-31, 2001.

VARANDA, W.; ADORNO, R. C. F. Descartáveis urbanos: discutindo a complexidade da população de rua e os desafios da política de saúde. **Saúde e Sociedade**, v. 13, n. 1, p. 56-69, jan./abr. 2004.

VELHO, G. Antropologia urbana: encontro de tradições e novas perspectivas. **Sociologia, Problemas e Práticas**, n 59, p. 11-18, 2009.

VELOSO L. Universal citizens, unequal childhoods: children's perspectives on rights and citizenship in Brazil. **Latin American Perspectives**, v. 35, n. 4, p. 45-59, 2008.

WITT, R. R.; ALMEIDA, M. C. P. Competências dos profissionais de saúde no referencial das funções essenciais de saúde pública: contribuição para a construção de Projetos Pedagógicos na Enfermagem. **Revista Brasileira de Enfermagem**, Brasília, v. 56, n. 4, p. 433-438, jul./ago. 2003.

ZUNIN, A. A. S. Educação a distância ou educação distante? O programa Universidade Aberta do Brasil, o tutor e o professor virtual. **Educação e Sociedade**, Campinas, v. 27, n. 96, p. 935-954, out. 2006.